中医药文化与学生管理

林　彬　罗广波 主编

知识产权出版社
全国百佳图书出版单位

内容提要：

　　中医药文化是中国优秀传统文化的重要组成部分，蕴含着丰富的人文知识和深邃的哲学思想，也是大学生思想政治教育的特色资源。本书以中医药文化中的整体观念、三因制宜（因时、因地、因人制宜）和治未病理论为立足点，结合广州中医药大学利用中医药文化加强校园文化建设和学生管理的具体实践，探讨了如何将中医药文化与学生管理有机结合，创新和丰富大学生思想政治教育工作的方法。本书可作为《中医药文化基础》系列教材的教学参考资料，也可作为高校学生管理工作者的学习资料和大学生文化素质教育选修课的教材。

责任编辑： 于晓菲　　**责任出版：** 刘译文

图书在版编目（CIP）数据

中医药文化与学生管理 / 林彬 罗广波主编。-- 北京：知识产权出版社，2013.11
ISBN 978-7-5130-2404-4

Ⅰ. ①中⋯　Ⅱ. ①；林⋯罗⋯Ⅲ. ①中国医药学－文化－教育研究－高等学校　Ⅳ. ① R2-05.

中国版本图书馆 CIP 数据核字（2013）第 287501 号

中医药文化与学生管理
ZHONGYIYAO WENHUA YU XUESHENG GUANLI

林 彬　罗广波　主编

出版发行：*知识产权出版社*

社　　址：	北京市海淀区马甸南村 1 号	邮　编：	100088
网　　址：	http://www.ipph.cn	邮　箱：	rqyuxiaofei@163.com
发行电话：	010-82000893 转 8101	传　真：	010-82005070/82000893
责编电话：	010-82000860 转 8363	责编邮箱：	yuxiaofei@cnipr.com
印　　刷：	知识产权出版社电子制印中心	经　销：	新华书店及相关销售网点
开　　本：	720mm×960mm　1/16	印　张：	10.25
版　　次：	2014 年 1 月第 1 版	印　次：	2014 年 1 月第 1 次印刷
字　　数：	175 千字	定　价：	39.00 元

ISBN 978-7-5130-2404-4

　　大学生是国家宝贵的人才资源，是民族的希望、祖国的未来。高等教育的首要功能是培养人才，高校是培养人才的重要基地。党的十八大以来，"中国梦"激励着广大高校政工干部不断深入学习、总结学生管理工作，加强和改进大学生思想政治工作，助力"中国梦"的早日实现。

　　中医药文化是中国优秀传统文化的重要组成部分，蕴含着丰富的人文科学和哲学思想，是中华民族在数千年的中医药事业奋斗发展中孕育出来的宝贵财富，也是大学生思想政治教育的特色资源。本书以中医药文化中的整体观念、三因制宜和治未病为立足点，探讨了将中医药文化与学生管理相结合，创新和丰富大学生思想政治教育的方法。

　　本书由林彬、罗广波主编，邢华平、陈晔、龚建文、左志富、宋斌、王君卿、李艳迪、王婕、刁衍斌、罗自成、倪泽杰、付瑞玲等同学和老师参与编写。

　　由于时间和作者能力有限，书中错漏之处在所难免，敬请读者和专家批评指正。

编　者

前言

第一章 整体观念与学生管理

第三章 治未病与学生管理

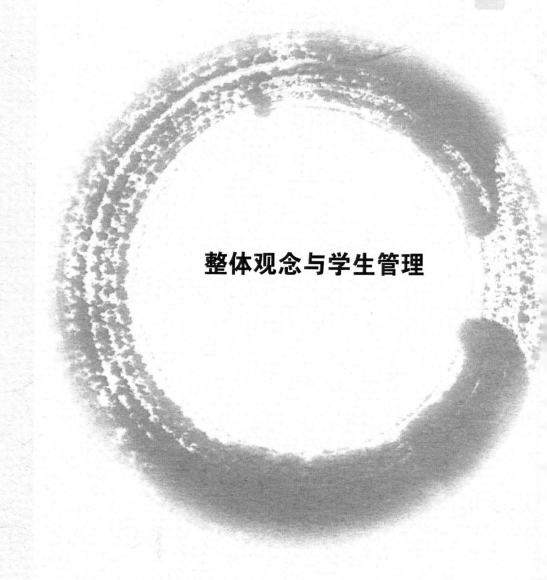

整体观念与学生管理

第一节　中医关于整体观念的论述

　　整体就是统一性和完整性。中医学非常重视人体本身的统一性、完整性及其与自然界的相互关系，认为人体是一个有机整体，构成人体的各个组成部分之间，在结构上是不可分割的，在功能上是相互协调、相互为用的，在病理上是相互影响的；同时也认识到人体与自然环境有密切关系，人类在能动地适应自然和改造自然的斗争中，维持着机体的正常生命活动。这种内外环境的统一性，机体自身整体性的思想，称之为整体观念。中医学中的整体观念，主要体现在两个方面：一是认为人体是一个有机的整体；二是认为人与环境之间有密切的联系。

一、中医整体观念理论的源流

　　中医整体观念是构建中医理论的重要指导思想，贯穿在中医理论的各个方面，是中医理论的本体思想和方法论原则。中医学整体论的主要理论基础是由中国古代哲学的三大学说体系构成的，即气一元论思想、阴阳学说和五行学说。首先，气一元论思想从气本元论或本体论的角度阐明了整个物质世界的统一性，揭示了事物的本原。其次，阴阳学说的出现对于解释自然界的统一有极为重要的理论意义，因为它是关于事物运动根源的整体基础。最后，五行学说赋予时间和空间双重含义，从而能够被广泛用来说明事物的内在结构、事物之间的普通联系和事物在发展过程中的序列关系，因此它是关于事物多样性和统一性的整体论基础。《黄帝内经》中的中医整体观念最为丰富。《黄帝内经》认为人体器官各有不同的功能，它们既相区别，又相联系，构成一个有机整体。在这种整体观的指导下，认为人体某部分发生病变，可以影响到整个身体或器官，而全身的状况又可影响到局部的病理变化。同时，《黄帝内经》又把人体放在一定的外界环境中进行考查与研究，在论及医学的几乎所有基本问题时，处处结合四时季节变化、地理水土、社会生活、思想情绪等方面的变化，形成了人体与外界环境相互感应的观点。

二、中医整体观念理论的内涵

整体观念作为中医学的指导思想，贯穿于中医学的各个方面。中医整体观念把人体内在脏腑和体表各组织、器官之间看成是一个有机的整体，同时认为四时气候、地域方宜、周围环境等因素对人体生理、病理有不同程度的影响，即人体是一个有机统一整体，人体与外界环境（包括自然环境和社会环境）是有机联系、密切相关的。首先，中医整体观念体现了人的主体性。它全面概括了人与自然的关系、人与社会的关系，及人与自身内部的关系。中医整体观念重视人与外界的和谐统一，体现了现代科学发展观中以人为本和人与自然和谐相处的思想。其次，中医整体观念重视人的生存、生长、生命的过程。人存在一方面是实现生命价值，另一方面更重要的是实现精神价值，即自然属性和社会属性共存。中医整体观念从宏观角度充分分析和考虑人的各种需求，从自然存在角度、社会生存方面、自身完善的能力给予最大限度的支持。再者，中医整体观念是中医基础理论的指导思想，它指导中医构建了中医人体生命理论、生理病理理论、治疗理论等，为中医的发展奠定了重要的理论基础。

三、中医整体观念理论对学生工作的启示

中医整体观念被众多其他领域广泛借鉴和应用，为推动相关领域的发展做出了重大贡献。在高校学生管理工作中，各要素之间以及要素与环境之间存在着知识、信息、资源的交换，存在着复杂的相互联系和相互作用，使系统呈现出单个组成要素所不具有的整体功能。因此，树立整体观念在高校学生管理工作中就显得十分重要。应当在学校党委的统一领导下，建立由党政主要领导负责的、有关单位负责人参加的、具有权威性的领导机构和办事机构，各个党政职能部门、教学单位、群团组织都要建立相应的组织机构，各司其职、协调一致、齐抓共管，从而建立起有力有效的学

生管理组织体系。另外，学校还应制定宏观与微观相结合的学生管理方案，并建立健全各项规章制度，各个党政职能部门、教学单位和群团组织要制定切实可行的、具有针对性的实施措施，并将措施落实到位、落到实人，加大对学生管理工作的执行力度。

第二节　如何运用整体观念开展学生管理

整体观念，是中医学关于人体自身的完整性及人与自然、社会环境的统一性的认识。整体观念认为，人体是一个由多层次结构构成的有机整体。构成人体的各个部分之间，各个脏腑形窍之间，结构上不可分割，功能上相互协调、相互为用，病理上相互影响。人生活在自然和社会环境中，人体的生理机能和病理变化，必然受到自然环境、社会条件的影响。人类在适应和改造自然和社会环境的斗争中维持着机体的生命活动。

中医药文化，对于中医药高校学生管理在理论指导上具有重要的指导和推动作用。中医整体观念作为中医药院校的哲学指导思想，指导中医药院校各项工作的开展。中医整体观念，强调人体自身的完整性，人与自然、社会环境的统一性的认识。大学生的成长成才，相较于中小学的培养，更注重学生的专业素质和综合素质的培养，培养学生的自我管理适应能力、生活工作适应能力、社会适应能力，促使学生更好地成为独立人、职业人、社会人。因此，在高校学生管理过程中，需要培养学生自我教育素质、自然环境的适应性、社会环境的适应性，锻造学生健康的身体素质、强健的心理素质以及过硬的专业素质。中医整体观念，注重学生管理过程中的全程性、全员性、全面性、整体性，贯穿在整个教育、管理、服务中。

按照中医药文化的整体观，高校育人是项整体的系统工程，需要各方力量的全方位支持与配合。而高校学生管理，作为高校管理的重要一部分，是以培养人才为中心，包括学生教学管理、社会实践、学生事务管理等多方面全方位的服务式管理。在学生管理中我们应当将全部人员调动起来参与，全方位全程参与教育，形成全员育人、全程育人、全方位育人、环境育人的管理格局，把各方力量整合起来，相互协作，充分挖掘资源，形成一股强大的整体合力，以促进高校培养人才目标的实现。

一、全员育人

全员育人就是运用中医的整体观，坚持育人为本的原则，充分发挥高校的整体人力资源效能，发挥全校教职员工的整体力量，树立育人意识，把教书育人、党政育人、管理育人、服务育人、社会育人渗透到高校人才培养的全过程，形成学校领导干部、学生管理人员、教师、后勤辅助人员、学生家庭和社会共同参与、统筹协调的育人格局。

高校内部的全员育人，校长、管理人员、教师、后勤辅助人员的工作重心就是培养学生成长成才。建立全员育人的教育机制需要各部门密切配合，建立高素质的学生管理工作队伍，在学校科研、教学、生活等方面共同努力，共同促进学生的成长成才。此外，高校还要积极与学生家庭、社会、企业联动，形成学校参与、学生家庭配合、社会实践基地共建、实习基地开放的全员育人格局，营造教书育人、党政育人、管理育人、服务育人、社会育人的全员育人氛围，优化教学、活动、实践、实习、生活、网络全方位育人环境。

（一）发动全校机制——管理育人

管理育人是指学校的领导干部、管理部门人员、学生管理部门人员等各级管理工作者把本职工作与学校整体育人目标结合起来，树立为学生服务的理念，以优良的职业道德、科学的管理方法、细致的思想政治工作影响和教育学生，帮助学生树立正确的世界观、人生观和价值观，促进学生成长成才。高校管理工作肩负着贯彻和实施高校的教育教学制度的责任，发挥着育人的关键作用。中医学整体观念作为学生日常管理工作理论指导，对高校管理工作具有重要的影响意义。在高校学生管理中，我们要结合学校、教师、学生的特色，深入学校管理、教师教育、学生发展的各项工作中，实现管理工作的系统有序、廉洁高效。

校长是学校管理工作的灵魂和指引者，对于学校的总体发展起到掌舵作用。在制定整体学校发展方向和计划时，校长需要总体把握中医药院校的特质，发展学校和培育学生要以中医药文化为基础，发挥中医药文化的特色和魅力。在学校管理中，校长要以学生为本，制定科学的发展政策和人才培养方向，引进卓越的师资团队，营造良好的学术氛围，鼓励学生多实践、多创新，为学校学生综合能力的提升和成长成才制定正确的人才培养方向。

高校的行政管理教职工和学生管理部门职工为师生正常开展各项教学科研活动做好了各项管理准备，因此在学生管理工作中也起到一定的育人作用。高校的管理工作也要融入中医整体观念，将中医的整体观念作为学生管理的整体指导方针，宏观把握总体教育环境，构建良好的硬件，给学生自主成长的空间。对于高校的管理人员来说，要不断提高基本道德素质、提高高等教育管理素养、提升整体职工服务意识。学校的管理工作要服务和服从于育人这一根本目标，积极为教学科研服务、为师生服务，做好学校的日常管理工作，解决学生从入学到毕业的相关疑问和工作，做到管理民主化、制度化、系统化、科学化。学校管理人员在工作中的办事效率、工作作风都影响着学生。在工作中，管理人员要以良好的工作形象、工作态度和工作作风教育学生，做到率先垂范、严以律己、廉洁奉公，以正确的思想引导学生，以高尚的情操感染学生，以出色的工作影响学生，将育人工作贯穿于言传身教之中，成为学生的表率和楷模。严格管理与耐心教育相结合是高校管理人员工作的特点。管理人员要关心爱护学生，服务全校师生。但对于违反校规校纪的学生要及时进行严肃的批评和教育，并严格按学校规定处理，有效地做到管理育人。

辅导员是高校学生管理的骨干力量，与学生紧密接触，是学生生活和学习管理工作的组织者、服务者、教育者、指导者，在高校学生管理工作中发挥着不可替代的关键作用。但由于近年来高校人员编制较为紧张的问题，许多高校辅导员的岗位都是兼职的，有的由课程教师兼职，有的则由行政管理人员兼职。这造成了辅导员的工作职责不清，很难要求他们全身心投入工作。然而，高校内部管理体制的不规范又使得高校学生管理工作实际中只要是与学生有关的事情就落实到辅导员身上，多重角色给辅导员带来了多重责任，辅导员的工作任务越来越重，工作范围越来越广，辅导员越来越疲于事务性工作，而没办法认认真真地投入到学生管理工作当中。只有辅导员队伍实现了职业化和专业化才能全面发挥辅导员的育人管理功能。高校要进一步明确辅导员的工作目标、工作任务、工作权限以及工作责任，使辅导员切实从纷繁复杂的日常事务性工作中解放出来，投入更多的时间精力于大学生的管理工作中。辅导员要全面了解学生,尊重学生的主体性,为学生的全面发展提供学习指导、生活服务、心理辅导、职业规划等指导教育工作,具体做到:第一,以学生为本,把学生的成长成才作为工作的最大目标,为学生个人发展提供高质量、高水平的教育和服务。第二,主动接近学生,深入学生内部,与学生进行思想和情感交流,建立良好的师友关系。全面了解学生的思想道德品质、行为规范、学习成绩、生活作风等多方面情况,指导学生学会学习、学会做人,处理好学习、成才、择业、交友、健康、生活等方面遇到的矛盾和问题,对学生认真负责。第三,注重发挥学生自我能动的作用,建立学生自我教育、自我管理、自我服务的机制,发挥学生自主能动性在班级管理、社团管理、学生管理当中的作用。支持班干部开展班级管理工作,鼓励学生参与学生管理工作,组织学生开展丰富多彩的科技创新活动、社会实践活动、健康向上的文娱体育活动,提高学生素质,促进学生全面成长成才。第四,关注学生的自我发展,帮助学生实现自我。辅导员在与学生沟通交流的过程中要了解学生的人格特点、兴趣特长、人生目标和职业规划,解决学生对于未来和职业的疑惑,为学生毕业后的学习、工作、创业提供意见和指导。

(二)鼓励课程创新——教书育人

名师树典范,学生作标杆,良师益友对于人的成长和发展具有重要的作用,高校专业教师在育人工作中处于主导地位。中医整体观念对于学生的培养,不仅体现在专业素养,也要在综合素质方面,品德与技能并重,培养出德艺双馨的人才是中医整体观育人的目标。随着中国社会的发展,教育者与受教育者的地位发生了转变,教育者的工作重心逐渐从管理转为服务。因此,教书育人要满足学生的需要,学生的受教育需要主要通过教师教育服务来实现。某种程度上说,教师的价值体现在自己学生的成长之上,教师的高度教育服务意识是教师实现自身价值强而有力的基础。学生进行大学高等教育,目的是追求在基础教育之上更高更深的教育。学生在大学校园里除了接受某一领域专业知识的培训外,还希望通过大学这一良好的平台接触更广阔的世界,在优秀的高校人文环境中逐渐完善自己的人生观、价值观,提高自身素养,在正式进入社会之前掌握为人处世、更好适应社会的能力。

师者,传道、授业、解惑者也。高校课程专业教师最基本的任务便是传道、授业、解惑，教育学生专业的知识和技能。要满足高校学生的受教育需要，便要求教师不断提高自身的能力和专业素质，与时俱进。教育知识、教育实践、专业指导都需要更了解学生的需要进行调整和修改。课程教师一方面要刻苦钻研业务，掌握教育规律和学生生理、心理发展规律，认真抓好各个教学环节，掌握现代教育技术手段，吸收先进教学经验，不断提高教学质量；另一方面还要努力学习本专业、本课程的最新成果，积极参与教育科研，勇于创新，了解专业前沿，具备专业技能以及良好的专业素养。教师以往一成不变的传授式的方式，已经远远无法满足学生们对知识的渴求。教师的教学设计，要把握整体专业课程知识，丰富教学内容，通过教学向学生传达专业科研前沿技术和动向，培养该学科的新人才，促进专业科研的发展。师生之间要增强互动，加强相互的沟通和认识。教师因材施教，增加学生对于课程的吸收程度以及增加课程内容的吸引力，鼓励学生上课勤思多想，课后加强实践。中医教育，还可以通过师承培养的方式进行。中医自古沿袭拜师学习，对于少部分中医教学可以开展导师带教的培养模式，实施实验室带教、临床带教。以传承师带徒的教学模式可以起到完善总体教学环境的重要的作用。

高等教育规律要求，专业教师不仅要向学生传授科技文化知识，更重要的是应引导学生提高知识的学习和运用能力以及解决实际问题的能力；不仅要传授知识，而且还要培养学生的道德情操和理想信念。中医药院校的教师，尤其是专业课教师，大部分是一些著名的专家学者或经验丰富的医院临床医师，在学生中具有较大的威信和影响力。教师要以其高尚的道德和良好的人格魅力激励学生，影响学生的志向，启发学生的思路，以高度负责的态度率先垂范、言传身教，在传授知识的同时，用正确的世界观、人生观、价值观教育和引导学生，使学生们终身受益。其次，高校教师要以人为本，尊重学生人格，做学生的良师益友，帮助学生解决思想、学习、心理和生活上的问题，促进学生在思想品德、专业学习和心理体能等各方面健康发展。再者，高校老师寓思想教育于教学活动之中，做到理论教育与社会实践相结合，培养学生的创新精神和科学态度。教师要把育人工作融入课程教学和实践教学各个环节。最后，教师要认真执行学校各项规章制度，在教学、辅导、课余各环节都严格要求自己，做学生的楷模。

（三）保障生活质量——服务育人

高校的后勤集团部门，与学生生活息息相关。后勤辅助工作人员要树立服务第一的思想，通过科学的管理、高效的服务、细心的关爱，使学生体会到家的感觉。首先，后勤辅助人员的工作是为学生和教师服务的，要为教育和科研创造条件，关爱学生、尊重学生，当好学生和学校教职工的服务员。在饮食方面，在保证饭菜多样、营养搭配健康、价格合理的同时，注重正确引导学生合理的消费观和饮食习惯。在住宿方面，宿舍要做到卫生、安全、温馨，为学生的学习生活营造健康舒适的氛围。其次，重视教辅、后勤系统与教学、管理系统的沟通和互动，重视服务育人，如学生公寓管理和育人的科学结合。再次，教育工作后勤战线作为学校管理的一个重要组成部分，为学校教学、科研、管理和师生做好服务工作的同时，还承担着创造良好育人环境、培养教育学生的重要职责。服务行为的育人功能发挥在后勤人员与服务对象的交往过程中。后勤服务人员要提高自身思想文化素质，同时还要热爱自己的本职工作，以满腔的热情和优质的服务感染学生，激励学生，寓教于服务之中，争取在后勤服务过程中发挥育人功能。高校管理要求后勤工作人员举止文明，语言规范，装容整洁，操作规范准确，以高效优质的服务创造愉悦的育人环境，以此赢得学生的尊重、支持与帮助，培养学生人与人之间的互信，为学生的成长创造良好的条件。第四，后勤人员还要引导学生养成各种文明习惯，帮助学生养成勤俭节约、爱护公物、讲究卫生、文明礼貌、热爱劳动和艰苦奋斗的优良作风。日常多组织学生参加校园建设，清理公寓卫生等公益劳动，搞好校园绿化和环境卫生，培养学生热爱劳动和团结互助的品质。对学生中出现的不文明的行为和道德失范的现象要勤于、敢于、善于管理，通过耐心细致的教育和引导，引导学生形成爱护校园、保护环境的良好习惯。最后，后勤管理人员要与学生建立畅通的沟通交流渠道，想学生所想，急学生所急，切实了解学生的实际需要，针对学生需求制定工作方案，为学生排忧解难，不断提高服务水平和服务质量。对于学生提出的合理化建议和意见，后勤管理部门要认真对待，满足学生学习、业余生活和文体活动等多方面的合理要求。后勤公司的所有工作都应以教师、学生对工作的满意度作为评价标准，真正做到服务育人和创造效益的有机统一，实现双赢。但高校后勤优质服务的出发点和归宿不是为了追求利润的最大化，而是要遵循教育规律，把育人贯穿于服务的全过程，突出体现社会效益优先的原则。

加强高校服务育人，还要设立高校心理咨询中心，加强高校学生的心理咨询服务。心理咨询在高校中的地位日益重要，通过心理素质教育和心理咨询解决大学生的各种心理问题，达到服务和教育学生的目的。同时，学校还要根据具体情况为学生开设大学生心理健康教育相关课程，积极开展个别咨询、团体咨询、现场咨询，帮助学生解决心理困惑，处理好成长、成才过程中的各种问题，为学生走向社会做好充分的心理准备。中医药院校也可结合中医心理学的特色对学生进行中医心理学的教育以及辅导。

（四）强化家庭观念——家庭育人

家庭是学生整体成长和性格形成的长期稳定的影响因素，家庭环境是影响学生成长非常关键的因素。家庭环境伴随着学生的幼儿、中小学阶段教育，学生进入大学后脱离了家庭，社会生活环境有了较大的变化，生活方式也同时发生了改变，生活周围的人、事、物都不同了。学生带着在家庭里养成的生活习惯和性格特点来到大学，需要进行及时调整和适应，要学会从一个未成年人的角色根本转变为一个社会人，在家里担当的角色也会随着成长逐渐改变。不同的家庭环境造就了不同的人，大学生在大学共同成长的环境中成长往往会遇到一些困难和阻碍。虽然大学生们遇到的困难和阻碍具有一定的共性，但往往不同学生遇到的问题都大不相同，此时家庭对学生的影响非常重要。家庭要积极发挥其育人功能，加强与学生和学校的沟通，配合高校发挥好全员育人的功效和作用。

（五）创造实践机遇——社会育人

高校教育的繁重性、复杂性和特殊性决定了高校育人工作是一个内涵丰富、教学与管理相互融合渗透的整体体系。我们要积极构建高校—家庭—社会的互联平台。使高校育人工作形成一种全方位、立体式的教育模式。

高校要积极联合社会资源形成全社会联合育人的机制。首先，高校可以与社会各单位联合建立学生实习就业实践基地。中医药院校离不开强有力的附属单位的支持，附属单位起到了为学生进行专业技能实践培养、提升学生综合素质的重要作用。校方可以在附属单位设立学生实习就业基地，促进学校学生毕业后的就业，同时也为附属单位源源不断地输送高素质人才。同样地，高校也可以与政府事业单位、企业达成相关实习基地建设协议，促进学校与实习就业基地单位的相辅相成，合作共赢。其次，高校可以邀请社会各方力量在校设立学生助学金和奖学金，资助贫困学生的学习生活，鼓励在校学生勤奋学习、创新科研。与此同时，学校每年都邀请设立奖学金的企业领导参加企业奖学金颁奖典礼，为获奖学生代表颁奖，增进学生对企业和单位的认同感，激发了学生献身中医药事业的热情。最后，高校要发挥社会成功人士的力量，日常教学中可以邀请名家学者进校园教学讲课，拓宽学生的视野，激发学生的学习热情。

高校与社会各方建立联合育人机制，通过整合资源、相互合作，合力打造全方位育人的环境，实现高校人才输送与社会人才需求的相互配合，合作共赢。

二、全程育人

全程育人是在时间上体现高校工作的整体性、一贯性、连续性。根据中医整体观念，全程育人是指从高中阶段开始以至于学生毕业后的追踪服务育人，而并不仅仅是指学生从入学到毕业过程的教育工作。它强调育人要贯穿学生成长的全过程，包括从高中阶段的学习到大学入学，再到大学毕业走入社会的各个阶段。它要求高校要研究学生在不同成长阶段的思维特点、身心发展规律以及大学生每个阶段所面临的实际问题，有针对性地规划从低年级到高年级不同阶段的学生教育工作和培养重点，促进大学生健康成长。

（一）增加与优质生源基地的联系，形成联合机制

高校育人教育要赢在起跑线上，建立与重点中学的互赢合作。中医药院校可以通过设立重点中学为优质生源基地，实现高校与高中的互动。在此过程中增加高中生对中医药文化的了解，培养学生对中医药文化的兴趣，从而提高重点中学生源进入高校的兴趣。这既从生源上全面提高了学生的基础素质，同时又多元化丰富了高中生的知识范畴，也符合"十二五"规划中大力发展中医药事业的要求。通过校际间合作，组织高中生参观校园和实验室、参观中医药文化博物馆。同时发挥"学长制育人"的影响力，建立学生宣传队伍回访高中的机制，充分发挥学长学姐对学弟

学妹的影响力。在宣传学校的同时，一方面通过"学长育人制"，高中生能够从学长学姐身上获得更多的学习经验，帮助解决高中生对于升学、考试、生活的压力和困难。另一方面可以提高参与该项计划学长学姐的人际交往能力、自身专业素质和综合素质。

（二）加强对在校生的培养，促进学习规划

重点把握学生在校期间的培育工作。大学生常将自己大学四年的思想历程用鲁迅的四部书作比喻：大一是《彷徨》时期，大二是《呐喊》时期，大三是《伤逝》时期，大四是《朝花夕拾》时期。

大学一年级，注重入学教育，重视入学典礼，健全入学教育机制。大一的学生刚刚经过高考的洗礼，进入大学后首先面对的是突然放松而带来的"空虚"和缺乏明确目标的"迷惘"，因此在认真做好军训工作的同时，入学教育势在必行。在入学教育中最为关键的工作是帮助学生克服不适感，立足现实，正视自我，树立新的目标。新生入学教育主要包括校史校纪教育、校风学风教育、校园安全教育、心理健康教育、理想信念教育、专业思想教育、国防教育和军事训练等几个部分，主要目的是解决大学新生在学习适应、生活适应、心理适应、环境适应、人际关系适应等方面存在的问题，协助新生顺利完成角色转变和身份过渡，尽快熟悉和适应大学校园生活。此时，中医药院校可以通过礼仪仪式、名家风范、名师讲坛，既传承亦开创，让学生感受特有中医药文化氛围，渐渐培养学生对中医药文化的热爱。从高中理论教育转型进入大学专业教育，不仅是理论的变化，更强调人的变化。通过树典范，立远志，培养学习兴趣，建立良好师生互动。入学典礼是学生对大学的第一印象，一场隆重而富有强烈校园文化感染力的开学典礼可以增加新生对学校的认同感，激发学生的爱校情感。同时，入学典礼应当结合学校的专业文化特色，让新生入学即能较为直观地感受到学校的人文气息和校园文化特色。高校是学生成人的重要转变平台，大学阶段学生的心智、智力都会逐渐地变成熟，人生目标和道路规划也渐渐清晰，辅导员作为学生最亲密的老师，对于学生成人具有启蒙和指导意义。在新生入学阶段，辅导员要对新生开展思想教育，形成科学化的学生管理机制，引导学生学习生活的开展，培养学生独立思考和生活的能力。

大学二、三年级是大学教育的核心阶段，高校要在大学二、三年级开展系统的专业知识教育和素质拓展教育，以培养基本能力、拓宽知识领域和提高综合素质为目的，引导学生认识自己、深入了解自己所学专业，并在此基础上逐渐形成自己的职业生涯目标，拟定正确的目标实施计划。这一阶段的学生渐渐学会自立，开始融入大学生活。高校要建立完善的学生工作队伍，关注学生的成长，在管理服务中育人成人。同时建立专业教研团队，通过课程设置来满足和刺激学生的求知欲望，保障在教学中育人成才。除了设立专业基础课、必修课、选修课外，建立全校富有中医药特色的兴趣公共选修课，增加学生学习的自主性、积极性、创新性，也可以促进学生知识的完整性、丰富性、延伸性。对于中医药专业课程的教学，仅局限于课本教学并不足够，国内名老中医、国内外医学专家学者的专家座谈讲座对于开阔学生视野、激发学生的学习和科研兴趣具有积极作用。高校应定期开展名师讲坛，增加学生课外学习的机会。此外，高校还应鼓励学生自发组织、策划、实施富有中医药特色文化的社会实践，培养学生感恩心态、交际能力、实践思维、专业技能等多方面的素质，将课堂教育与课外教育相结合。然而，进入大三的学生除了投入学习生活外，还开始思考自己的未来和前途，思想上的焦虑以及情感上的变化也比以前多一些。这一时期学校在进行专业技能教育的同时，还要通过各种讲座和活动激发学生的学习热情，关爱学生，给学生以具体、明确的指导。同时高校应充分利用校友资源。通过校友访谈、校友风采展、校友创业论坛等多种形式，彰显校友成就、成长经历、人生轨迹，引导学生多元化发展，开拓全员育人的新途径。邀请优秀校友回校与在校学生座谈，对大学生选择正确的人生道路、职业生涯会起到积极的示范效应。

（三）强化对毕业生的指导，拓宽就业渠道

强化毕业生就业指导工作，引导大学生树立正确的就业观念，帮助学生进行职业生涯的设计和规划。进入大学四年级，大学生们即将进入社会，这一阶段要正确引导大学生的就业价值观，使大学生们能够以良好的就业心态走向社会，在探索中合理设计自己的职业生涯之路，把握机遇、尽快融入社会、适应岗位。一方面，学校通过开设大学生职业生涯规划教育体系发挥就业指导的服务育人功能，帮助大学生树立自强意识、创新意识、成才意识、创业意识，帮助他们把就业目标的压力和忧虑转化为脚踏实地的行动。完整的大学生职业生涯规划教育体系由课堂教育与课外教育两个部分共同构成。课堂教育侧重于共性教育，主要包括职业生涯规划必修课程、专业导论课程、职业生涯规划系列讲座等。课外教育偏向于个性教育，是对课堂教育的有效补充，旨在帮助新生更好地进行自我认知和自我完善，更好地进行专业认知和行业认知，增强专业学习的方向性。课外教育主要包括面向新生提供职业生涯规划咨询服务，建设职业生涯规划专题网站，组织参观行业知名用人单位，鼓励学生参加学生会、学生社团等学生组织，参与科技、文化、体育、艺术等方面的校园活动，诸如行业调研及就业状况调研、职业生涯规划设计大赛和高年级学长交流会等。另一方面，高校要加强就业促进机制，搭建高校与附属单位和社会各单位的实习就业基地建设项目，扩宽学生实习就业平台。

（四）完善对就业跟踪的工作，保障社会服务

完善毕业生就业情况跟踪，加强学生就业回访，保障毕业生毕业后的各项服务，满足学生毕业后的各种职业需要，让学生感受母校的全程育人服务。与此同时，高校对学生的影响并未到此结束，校园的人文价值精神将会伴随学生的一生。中医药文化悬壶济世的精神将伴随着医学生毕业后的行医事业，时刻警醒医生要保持应有的医德医风。

全程育人，从招生到就业以及社会服务，注重每个过程的每个细节，中医整体观念深入每个人心。育人工作要把握各个细节，但更要重视整体效果，如此才能更好达到全程育人的设想，促进学生成才成人。

三、环境育人

在育人过程中，不仅是教育者和受教育者双方，环境也是育人重要的影响因素。环境是指围绕着人群空间，以及其中可以直接、间接影响人类生活和发展的各种自然因素和社会因素的总称。环境既是人类生存和发展的基础，又是人类开发利用的对象。古有孟母三迁，今有教育规划区，随着时代变迁，不变的是环境对人的发展起着重要的影响作用。校园环境是指存在于校园内部一切物质条件和精神文化氛围，它包括生活、教育、人文三方面环境。生活环境包括生活硬环境和软环境两方面。生活硬环境是指建筑、道路、绿化、公寓、公共服务设施等；生活软环境是指学生积淀形成富有长久影响的因素，主要指师生的思想行为、人际关系和生活方式等。教育环境指的是学校教学育人方面的环境，作为学生在知识层面上的影响因素，包括学术环境、师德环境、校风、教风、学风等，是影响学生成长的首要因素。人文环境则更多影响学生素质德育方面，指的是学校的文化底蕴、文化品位等方面。这三方面环境因素都可能对学生的人生观、世界观和价值观产生直接或间接的影响。

（一）生活环境

生活环境是影响学生学习和生活的重要影响因素，学生受到校园环境、地理环境、学生之间生活环境等各方面因素的影响。校园生活环境，是学生生活时间和空间的主要部分，是环境育人的重要部分。校园生活环境通过校园周边环境、校园绿化环境、学生公寓、饭堂、学生活动室等有机组成，大学校园的生活环境要求宿舍井然、饭堂整洁、活动室丰富。良好的校园生活环境是学生学习成长的后备力量。学生能够通过良好的校园生活环境，学会生活自理能力、学会与同学相处、提高社会适应能力、树立保护环境意识、树立维持秩序意识、形成自我生活经营能力。

1. 校园周边环境对高校育人的影响

加强校园周边环境的整治，营造良好育人的生活环境。昔孟母，择邻处。自古以来人们就已认识到周边环境对人们成长发展的影响，随着经济社会生活的不断发展，学校周边各种文化设施也在不断增加，但有些高校周围被网吧、卡拉OK、夜市、投影厅以及小摊等占领。这无形之中给学校教育工作带来了不良影响。尽管相关部门不断在治理高校周边环境，但由于社会环境的治理具有长期和艰巨性，存在很大阻力。为此，高校必须配合和督促有关部门大力加强校园及周边环境的综合治理工作，为大学生的学习、生活提供安静、安全的环境，建设和谐校园。

2. 学校地理环境对高校育人的影响

地理环境是区分不同环境学生的一个重要的标志，也是培养学生彼此适应能力的重要因素。地理环境差异是影响学生彼此融合适应的一个方面，随着高校建设逐步地完善和发展，生源往往来自不同的国家、省市、地区。这促使学生必须提高彼此的适应能力，主要体现在语言的适应性、生活习惯的相互尊重、传统习俗的包容性等方面。这样的学生相处环境和能力需要教师的引导、学生自身的觉悟与努力才能实现。因此，地理环境作为影响育人成才的一个方面对高校育人具有一定的影响作用，通过促进不同区域学生之间的和谐共处，能够锻炼学生的心理适应能力和综合素质能力。

3. 校园基础设施环境对高校育人的影响

前苏联美学家、教育家乌申斯基说："我深信美的环境在青年气质的发展上所具有的那种巨大的教育影响。"幽美的校园绿化、现代化的教学设施、干净整洁的餐厅和公寓，这些优雅的校园环境，无时无刻、潜移默化地作用于高校师生员工，塑造着师生员工的良好心态和美好的心灵，提高了学校的教育效果及师生员工的学习效率和生活质量。虽然这些作用和效果并非完全是直接的，但无疑都具有十分重要的教育意义。我们要科学、合理规划好校园环境建设。在规划校园时，要运用中医整体观，并且突出生态景观、人文景观设计和文化建设。

校园基础设施建设层面上应充分体现人文关怀。学校应注意整体规划，精心设计，合理布局，经济实用，因地、因时制宜，寓思想和文化教育于环境建设中，体现出大学生共同的思想追求、自然情感、高尚的审美观等精神文化内容。房屋建筑要美观大方，符合教育、卫生的要求，有利于学生读书学习、健康生活。中药科研种植基地不仅是中医药院校的重要基础设施，也是富有田园气息和人文精神的生态景观。中药种植基地可以与校园里的绿化环境建设相结合，在满足教学实习和科研试验基本功能及成果安全的基础上，结合园林艺术创意，使其成为一处具有科学性、参与性甚至趣味性的校园景观。教学设备作为校园物质环境的一部分，学校还应加大投入进行教学设施建设，不断充实更新专业化教学实验设备、加强方便快捷的网络建设，扩大大学交流平台的影响，使校园文化环境育人专业化、现代化、人性化。实力雄厚的教育设备与教学资源是提高教育有效性的有力保障，还能鼓励学生积极参与科研与实践，挖掘学生潜能和创造力。优美环境的校园使学生对学校产生一种强烈的归宿感、责任感和自豪感，从而激发学生奋发向上、努力学习，并养成健康、文明的行为与习惯。

注重文化校园建设，实现环境育人。高校整体人文校园环境的建设离不开外在建筑或者特色建筑群的构建。中医药文化整体氛围，可以通过校园绿化设计、园林景观布置来表现。内在各个教学楼层的墙壁上张贴专业文化故事、岐黄文化、学校历史名人的故事、名言，加强学校、学院专业文化附属产品的设计，各专业、班级服装和班级课室设计都能处处彰显高校整体人文环境。中医药院校大多具有悠久的办学历史和鲜明的办学特色，可积极建造校史馆或者与学科相关的博物馆、展览馆、标本馆等文化建筑设施，充分展示学校的历史文化、办学特色及科研成就。通过大量珍贵的实物、图片和文字介绍为学校师生以及社会各界人士提供了一个认知传统中医药文化的平台，同时也为高校的专业教学育人提供了一个生动"课堂"。在校园内，适当地设置与中医药或学校重要人物、事件有关的雕塑艺术作品，不仅可以提高校园环境文化艺术氛围，还能寄托师生的思想情感，发挥纪念、励志、鞭策和艺术欣赏功能，以激励学生向他们学习，了解更多的中医药知识，崇尚并投身于中医药事业当中，从而体现校园的中医药文化特色。为了陶冶学生的情操，丰富学生的课余文化生活，可以在教学楼和学生公寓里张贴或悬挂名人名家的格言，使同学们耳濡目染，起到了"春风化雨"的作用。每个学校都应有校训、校歌、校花、校树，在校园内种植校花、校树，培养学生的爱校情怀。在校园内设置校训石、校训墙作为学校的标志，使之成为校园文化一道亮丽的风景线，同时使同学们受到学校文化的熏陶。高校的整体校园建设都离不开中医整体观念，处处渗透着独特的中医药文化内涵。

4. 学生公寓环境对高校育人的影响

公寓文化是学生生活环境中一个非常重要的部分，是大学生生活与学习的重要场所，也是高校进行学生管理、实现环境育人的重要阵地。我们把学生公寓环境分为硬环境和软环境。硬环境是指公寓的建筑和外环境，具体涉及公寓内寝室房间的大小、布局、配套设施等。软环境包括卫生、文化、学生间的人际关系等。

在为学生提供舒适、方便、和谐、卫生公寓环境的同时，要引导学生自我管理，实现公寓同学之间和谐的生活环境，使学生从他律走向自律。公寓生活环境是大学生们集团营造起来的环境，不仅是大学生学习生活、休闲娱乐的重要场所，同时也是他们思想成长、素质提高、能力锻炼的重要阵地。通过学生公寓和谐、自主独立氛围的营造，可以促进同学之间优秀品德文化的交流和学习，同时培养学生自我教育、自我约束、自我管理、自我服务以及人际交往沟通的能力，为自己以后走向社会打下良好的基础，从而成为生活和事业的强者。高校应当不断加强公寓文化建设，强化公寓环境育人的功能。高校大学生不仅是公寓管理的客体，更是公寓管理的主体。为了保证公寓管理与服务的顺利进行，就必须建立一支学生自我管理队伍，以公寓为阵地，管理与服务同时抓，尤其是抓好学生的自我管理。以"以生为本"，积极打造学生公寓成为符合当代大学生居住的生活环境。

（二）教育环境

传统意义上，教育环境的影响力主要由教育者自身所形成。但随着现代社会发展，西方教育理念的传播，教育者与受教育者都对教育环境起着重要的作用。因此我们要积极建设优良的校风、教风、学风，校风、教风和学风是校园文化的主要表现形式，也是学校精神风貌的重要体现。

1. 营造优良校风，增强集体荣誉感

校风反映了一个学校的优良传统以及育人理念。建设良好校风，是学校精神环境建设的核心。所谓校风是指一所学校的全体成员在共同目标的指引下团结努力长期实践所形成的相对稳定的精神风貌。校风是精神层面的东西，因而需要一定的物质载体将其表现出来。高校要着重在新生入学时通过开学典礼、校庆活动、开展校史宣传、打造校训标志以对学生进行校园文化宣传，激发新生对学校的热爱与自豪感，增强集体荣誉感。或者通过编辑校报校刊、举办征文比赛等形式，增强学生对校史、校风的认同和热爱。创造健康向上的精神环境，健康向上的校园精神环境是一种无形的力量，会对学生的健康成长产生积极的影响，具有强大的感召力。

2. 形成优良教风，强化职业道德感

形成优良的教风。教风是高校教师在长期的教学实践中形成的具有自身教育教学特点、风格的精神风貌，是教师教育理念、道德修养、文化素养和职业技能等方面素质的综合体现。教风建设是关系到学校教学质量高低和人才培养质量优劣的重要问题，是教育环境建设中的重要内容。优良的教风需要加强师德建设、应定期开展对老师的培训，引导老师形成正确的育人观，增强其职业道德感，端正其教学作风。教师应对学生进行积极向上的教育，引导其树立崇高远大的理想。邀请专家或者优秀校友开展专题讲座，通过优秀人物的榜样力量鼓励学生踏实求知，形成积极向上的学习氛围，让德育无处不在、无时不在。首先，教师要有爱岗敬业的精神，要以从事教师职业而骄傲，有强烈的责任感、荣誉感和使命感，要以为社会培养合格人才为己任，以自己良好的思想和行为影响学生，从而为传播和发展社会先进文化服务。其次，教师要树立科学的育人观，以科学的教育理念和科学育人观来构建和谐的师生关系。本着以生为本，突出德育为先，强调学生个性，学会尊重和欣赏学生，由此构建良好的师生关系引导学生健康成长。最后，教师要注重自身修养，真正做到为人师表。

3. 打造优良学风，激发学习责任感

打造良好的学风。学风是学生学习、求知形成的风气和氛围，主要包括学生对学习目的的认识、学生的学习态度、学生的行为习惯及其思想道德风貌等。良好的学风能帮助学生养成勤奋、严谨、求实、创新的精神风貌。在高校学风建设中，首先要重视学生思想工作，明确他们的学习目的，端正他们的学习态度，激起他们的成才欲望，帮助他们树立正确的理想，从个人内心深处产生强烈的学习欲望，从而提高他们的学习自觉性。其次，要加强学生工作制度建设，注重对学生个体的全面评价。再次，要改革考核制度，创新教学评价机制，把学生日常学习的评价同平时考查、期终考核相结合，把考核真正变成促进学生学习的有效手段。第四，加强教学运行管理，完善教学质量监控，注重通过良好的课堂教学引导学生以学为主，形成良好的课堂学习氛围。最后，以良好的师德师风引导学生形成良好的学习风气。

古代中医学师带徒的模式，老师所起到的作用是决定性的，讲究传承。现代社会，通过高等教育教学—自学—临床实践的模式，现代化教育对于中医药学生培养的模式，引入一定的冲击。文化变成科学知识传播，本身的内涵却无法通过言传身教更好地渗透进学生的知识层面。

（三）人文环境

高等教育包含知识传授、专业技能、综合素质。高校育人，良好的人文环境是专业软实力、核心推动力。营造人文环境，需要依靠学校物质基础作奠基、名师名人作标杆、优质生源作基础；通过历史积淀、共同营造、传承创新，所形成的整体的、稳定的、特色的人文环境。

1. 打造属于高校特有的大学精神

在当代，校园文化环境最需要的是精神层面的内涵。"大学之道，在明德，在亲民，在止于至善。"这并非指现代意义上的大学之道，但仍然不失"精神教育"的真谛。大学精神是指高等学校在长期办学实践过程中全体师生共同所积累和创造并逐步形成具有一定特性的集教育思想、制度政策、教学科研、生活娱乐、课外活动、办学规模、环境建筑等多种因素于一体的群体文化，反映了学校和师生员工共同的思维方式和价值取向。从历史的角度看，大学精神不是一朝一夕形成的，它是通过长期的历史积淀、凝聚、发展而铸就的，是某一特定群体的价值判断、价值选择和价值认同的自然结果，它反映了学校的奋斗历程与现实追求，我们可以感受到它与时俱进、开拓创新的历史脉搏。大学精神是大学的独特灵魂，从本质上深刻反映了一种价值信念体系，是大学的内在气质和性格，是大学完成其职能的动力基础。我们要积极打造具有中医药特色的大学精神，属于大学特有的核心价值体系。大学精神要体现自由、本真。大学校园应该是一种自由、开放的环境，要满足学生知识性、对比性、好奇性、丰富性、多样性各方面的需求。在体现自由的同时还要体现本真。体现本真，就是要充分展示学生的本能和真实，只有自由和本真的大学校园才能培育出优秀的人才。其次，中医药院校的校园文化应当要与中医药文化相呼应。中医的传统与医学的严谨，现代大学的自由与大学生的活力都应体现在大学精神中。最后，大学校园应该是和谐的，我们要实现中医传统与现代科技的相和谐，自然科学与人文精神的相和谐，构建和谐的校园文化，营造良好的育人环境。

2. 以人为本，以生为本

"全面实施素质教育，深化教育领域综合改革，着力提高教育质量，培养学生创新精神。"十八大报告这一论述，体现了在科学发展观统领下，教育事业科学发展必须坚持以人为本，全面实施素质教育，促进学生全面发展。

早在春秋时期，管仲所著《管子》"霸言"篇提出："夫霸王之所始也，以人为本。

本理则国固，本乱则国危。"纵观古今，对于"以人为本"来指导管理和服务重要思想。学校就类似于在教育宇宙里的一个小国，必须坚持"以人为本，以生为本"的核心思想，管理统筹学校一切事务，确保学校的正常运行，全心全意服务师生，保证师生利益的一致性和最大化。以人为本，是指以社会活动圈里的主体人群为根本。而在学校这个社交圈中，学生无疑是最为主要的群体，所以"以人为本"根据高校的实际情况则为"以生为本"。"以人为本，以生为本"，就是以实现学生的全面发展为目标，从学生的根本利益出发谋发展、促发展，不断满足学生日益增长的精神文化需求，切实保障学生的经济、政治和文化权益，让发展的成果惠及全体学生。要想贯彻"以人为本，以生为本"的思想，必须把为学生服务作为学校一切工作的出发点和落脚点，充分地尊重学生，关心学生，理解学生，用文化精神去引导学生，陶冶学生，激励学生，关注大学生的共性要求和个性发展，尽量满足他们的正当合理的需求，把解决大学生的思想问题与解决实际问题有机地结合起来，为他们的全面发展和成才成功提供机会。

3. 营造创新的校园文化

一个国家的软实力，重要体现在创新能力。高校是国家软实力推动的重要基石。创新是我国新世纪、新阶段根据中国和世界发展的新特点新要求，为加快社会主义现代化的发展，全面建设小康社会，实现中华民族伟大复兴而提出的重大战略任务。"文化创新是对原有的机制体系、心理定式、思维方式的结构，也是新的观念、知识、体制的构建；是传统的惯性的消解，也是传统的精华的重铸；是社会生活的变革，也是一代新人的涌现。"任何文化的生命力、延续力都有赖于其自身不断创新、丰富和发展，创新已成为校园文化的趋势之一。高校培养的是建设国家的人才，创新性是学生重要的素质和能力。

创新性的定义很多，但一般认为创新性是指个体产生新奇独特的、有社会价值的产品、能力或特性，故也称为创造力。而发明与发现是创新性的两种表现形式，我们或许不都能成为发明家，但我们每一个人都可以成为生活的发现者。创新性的高低与智商和能力没有必然的关系，相反，环境和心情在极大程度上会影响一个人的创新性。轻松自由的环境和愉悦的心情都有利于启发学生的创新性。激励学生创新，无法改变学生智力，但是可以给与一个适当的环境，给予学生创新发挥的平台，提供资源和机会去发挥学生的创新性。

校园文化的创新不仅是文化内容的创新，而且必须是整个校园文化、学生思维的创新。我们在提倡校园文化创新之时，一定不能把创新教条化、表面化，而是要把创新融入到校园文化意识中、氛围里，锐意进取，推陈出新。校园文化的创新必须坚持时代性、整体性、系统性和前瞻性，主要包括文化价值观念创新，知识体系创新，思维方式创新，体制机制创新等多方面内容。在强调校园文化创新功能的同时应注意到大学不仅能够培养出具有创新意识的高级专门人才，还应强调培养大学生对已有文化的批判性思考能力、继承创新能力，特别是为直接创造新文化贡献才智的能力，这也是大学文化建设不可忽视的重要生长点。

学校在客观条件下，提供学生创新发展指导，给予学生足够自由的空间，让他们去发展自己的兴趣，做他们想做的事情，锻炼学生的综合素质。教师应在教授课程知识的同时，提供更多的资源和机会让他们去探索那些未知的领域，鼓励学生自学和发现新的资源，构建学生相互学习的平台，激发教师、学生间思维火花的碰撞。怕错的心理可能是学生创新性发展路途中的一大拦路虎，老师应鼓励学生勇于犯错，甚至表扬敢于犯错的学生，和学生一起打败惧错心理。激励学生的创新性，进而让学生具有创新的基本条件，实现自身、科技、国家及社会的创新工程，实现人生价值。学生的成就无疑是老师教育事业上最大的里程碑，实现师生的人生价值。

4. 注重培养高校的学术和科研氛围

重视科研育人，积极为学生营造浓厚的学术研究氛围，培养学生的学术创新能力。高校不仅是培育学生成才的象牙塔，同时也是学术科研创新的基地。学校要坚持教学与科研、创新与育人、理论与实践相结合，形成优良的传统和特色鲜明的科研育人机制，即在加强教书育人的同时，以国家建设需要为动力，结合科学研究实践，实现科研精神育人、科研过程育人、科研成果育人。科研的育人功能主要体现在激发学生的创造力，培养创新精神，影响学生未来的学术和职业发展，促进学生的个性发展，培养科学精神，增强学生识假辨伪、反对迷信愚昧的能力，培养学生的良好学风，塑造完整人格等方面。重视科研育人，高校还要引进学术带头人，创造良好的教学科研基础，满足学生参与学术科研的需求。

学生身处在学术科研氛围中，既是感受者，也是塑造者。学生在教研室实习或者实验室带教项目的参与，对于学生培养学术科研素养具有重要的作用，这不仅仅是培养一种专业素质，更是促进学生在学术科研领域内形成良好的氛围。建立科研与教书育人相辅相成的科研育人机制，注重科研实践，培养创新精神。学校开设科研课题、论文指导课程，传授科研方法和治学经验，指导学生科研实践，形成校本课程特色。加强专业论文、毕业论文的要求和管理，吸引学生跟老师共同进行科研，学生可以参与教师的课题，观察学习，不同年级层次的学生相互配合、共同学习、形成良好的学术科研人文氛围。通过讲座、交流会、科研报告会、读书报告会等形式开展校园学术科研活动，这对于师生、不同年级学生间进行学术科研文化环境有着重要的促进作用。

5. 依托专业特色，打造高校特色的人文环境

学生是人文环境塑造和创新的主体。高校的人文环境通过学生作为载体，传承创新。不同专业学生学习氛围虽然不同，但是整体校园的学习氛围会有共性。专业培养方式方法具有传承创新性，同一门课程的学习、讨论、研究也会具有一定的传承和发展的趋势，学校整体会逐渐形成一种学习氛围。不同专业学生在学习一些具有记忆性或者实践性的课程时会形成共同的学习氛围和环境，如经典晨读、复习、通宵自习室、考研自习室等具有校园内聚集性的学习氛围。不同专业课程学习的学生自发选择在同一个地点进行晨读、自习等。这种行为有利于专业间学生学习方式、方法的交流，提高校园浓郁的人文学习氛围。高校特色的专业人文环境要依托于专业文化的背景得到传承与发展。学校通过第二课堂活动、学生团体活动的方式，经典书籍品读活动、中医药文化节等依托为载体，各专业学院结合自身专业特色特长营造全校性文化活动，构建学校的人文环境。学校人文环境的软实力通过学生自身成长和自我教育实现，构建了丰富、创新、稳定的校园人文环境。

四、全方位育人

全方位育人主要是从空间上而言的，它强调育人要体现在促进大学生全面发展的各个方面和环节，关注和促使学生发挥内在的积极性，调动学生主动性，加强学

生的实践能力，激发学生自我教育、自我管理、自我服务。

学生既是教育的客体，也是育人积极的、能动的主体。高校育人应坚持以人为本，充分发挥学生的主观能动性，充分尊重学生的合理需要和合理选择，充分尊重学生个性和创造性发展，鼓励学生开展积极健康的课外科技文化活动和社会实践活动。知之者不如好知者，好知者不如乐之者，通过了解学生的兴趣爱好，有效开展教育活动，满足学生求知、求新、求异的心理渴求，从而提高其自我成长的能力。只有充分调动和发挥学生自我教育的内在积极性，激发学生的内在驱动力量，促使学生发挥潜力，主动发展，才能称得上"全方位育人"。

学生的自我教育、自我管理、自我服务，可以为学校腾出部分管理工作岗位，减少高校学生管理的工作和成本。朝气蓬勃的大学生思维活跃，又有一定的思想和判断能力，自主性较强。让大学生参与管理既可以锻炼大学生分析问题、协调各种关系、处理问题的能力，提高大学生的综合素质，也可以减轻学校管理人员的压力，使其有更多的时间和精力投入到教学和科研之中。老师教学和科研工作的加强同时又为学生创造了更多的学习和实践机会，如此的良性循环有利于高校育人计划的实施。

（一）学生自我教育

充分尊重学生的主体性是学生管理的基础，要实现学生的全面发展，满足其精神文化需求，就必须坚持尊重学生主体性的原则，激励学生的自我教育。高校学生管理要激励学生发挥自我教育的功能，就要将学生的自主能动性作用发挥到最大。前苏联著名教育家苏霍姆林斯基有句名言："有能够激发学生去进行自我教育的教育，才是真正的教育。"要把学生自身的潜能调动并发挥出来，增强自我教育能力。

尊重学生主体性，需要在日常教学、日常管理中充分调动学生主体意识。大学生教育是学生逐渐成为社会人的培养过程，因此具备独立的主体意识是其成为社会人重要的培养目标。在教学和实践过程中，教师需要秉承人本精神，尊重学生的主体地位，指导学生认识自身的主体地位，从而发挥自身作用。培养学生自我教育队伍，学校要提供必要的物质条件，给与充分的精神支持。激励学生自我教育，需要摆正好师生的位置。授人以鱼不如授之以渔。学校如何才能扮演好育人者的角色呢？不仅要教给学生一定的知识文化，还需要给予其一定的发展空间，必要时刻进行相应的指导、激励，以激发学生的自我教育，充分发挥他们的自觉性、积极性，树立明确的是非观念，培养其自我认识、监督和评价的能力，使其勇于肯定并坚持自己正确的思想言行，勇于否定并改正自己错误的思想言行。学生自我教育是通过学生自我学习、教育实现的。开展"生命教育、生存教育、生活教育、主题教育"培养学生逐渐具备适应社会的能力，甚至具备参与改造社会的综合能力。树立学生自我教育意识体现了高校教育学生自觉、自悟、自省三方面特点。通过学生心理自助教育，培养学生自我调节、自我教育能力。学生自我教育，需要学生勤思多练，发现问题，寻找解决办法的综合素质教育与训练。在日常教学和学生管理过程中，要有意识地引导学生塑造学生自我教育思维、鼓励学生对于学习过程中产生疑问和困惑自己去思考和寻找答案。树立自我教育典范，创新方式方法，激发学生自我教育的潜力。

鼓励学生自主学习、自主参加科研实验。学校成立科研育人工作小组，学院成立科研指导小组，学生工作处成立了学生科研管理机构，组织、审定并指导学生申请的科研选题，组织学生学术交流活动，管理大学生科技创新基金，为学生创造科研工作的条件。科研活动的过程也是自我教育的过程，让学生参与到科研课题，撰写论文，促使学生动脑思考，培养学生的创新思维，提高学生的动手能力和竞争能力。开展形式多样的学生科研活动，积极营造浓厚的科研育人氛围。鼓励学生成立各种自我学习的协会以及兴趣小组。举办科技节、学生科研活动日、学术沙龙等活动，组织学生就课程知识、时事热点、社会思潮等问题进行探讨。通过让学生亲自参与科研实验、实践活动，观察思考，使其学会主动地应用书本理论去理解实验中的问题，主动查阅科技文献资料。通过自主参与科研活动，提高学生借鉴先进的科研成果和方法、应用多学科的知识、开拓思维和潜能的能力，培养其实事求是、独立思考独立判断的能力，从而形成严谨的科学思维，确立辩证的世界观，提高综合素质能力。

扩展学生成长空间，鼓励高年级学生带低年级学生，发挥学生间的自我教育能力。学长制是高校学生自我教育和管理的一种新兴辅助机制，已经被一些学校采纳并试用，取得了一定的成效。实际操作是在高年级学生中挑选思想端正、成绩优秀、有一定工作经验的高年级学生，经过培训对新生开展帮助、指导、教育、引导的一种管理模式。通过学长将自己积累的学习、生活和工作经验传授给学弟学妹的方式，帮助学弟学妹顺利度过入学的适应期，找到大学的学习计划和目标梦想，制订实现目标的计划。由于学长与新生们年龄相仿，彼此更容易沟通交流，更容易了解学生的真实思想动态，实现学生间的自我教育。

成立学生会、大学生社团等学生自我教育组织，引导学生发挥自我管理和教育的能力，实现学生自我教育、自我管理、自我发展。大学生的学习生活与高中相比，发生了深刻而明显的变化，自主性逐渐增强。学生通过参与学生社团，不但可以充分实现自我、完善自我，而且还能丰富校园生活，培养兴趣爱好，扩大知识面，锻炼交际能力，丰富头脑。社团成员虽然年龄、年级不同，学历、专业不同，地域来源广，性格差异大。但正因如此，大家可以互相学习，取长补短，有利于掌握书本上学不到的知识技能，完善知识结构。社团成员之间的沟通交流顺畅，参与活动时相互配合，发挥团队作用，有利于大学生人际关系的建立和团结协作能力的培养。学生之间形成良好的自学氛围，通过同学院同专业学生生活圈交集，推动学生形成自我教育的环境。因此，学生社团是大学生完善自我、锻炼自我、教育自我的又一重要方式。

积极开展党建工作也能实现学生的自我教育。高校通过建立和完善积极分子培养和党员发展的长效机制，把更多的优秀学生凝聚到党的队伍和事业中，形成学生支部小组，充分发挥学生支部自我管理、自我教育的作用。在育人工作中，学生党员既是工作对象，又是开展工作的骨干力量。而党员发展本身就是育人过程，发展一名合格的党员，对发展对象本人、周围的普通同学和参与发展工作的党员都能产生积极的影响，取得育人效果。而学生党员是学生中优秀的群体，他们在引导、带动学生进行自我教育上具有特殊优势。可以说，学生党员在学生自我教育中的作用是其他部门和人员所不能替代的。因此，高校党建应从高校育人的大局出发加强和改进学生党建工作，充分发挥学生党员和学生党支部的主体教育作用，提高党建工作的育人功能。

开展各种形式的大学生自我教育活动，让学生以主人翁的姿态进行自我教育，让他们在自编、自演中自育，培养学生自我教育、自我管理、自我约束、自我评价的能力，从而达到育人的目的。第一，校园文化活动应丰富多彩但又不忽视规划和方向上的引导。校园文化活动是学生在课堂教育之余的第二课堂，它与课堂教育的最大区别是它能让学生紧张的学习之余放松身心，发展自己的兴趣爱好，开拓自己的眼界，找到学习生活的乐趣。校园活动要调动学生的积极性，就应该内容丰富多彩，形式多样。比如通过演讲赛、辩论赛、大学生艺术文化节、科技创新比赛等多种不同活动的开展，以满足不同性格学生的兴趣爱好需要。第二，课外活动在追求丰富、多彩、有趣的同时，还应坚持育人这个宗旨。因此，我们在利用课外活动这个载体时，要坚持一定的方向，坚持融思想性、趣味性、知识性于一体，让学生既学到了知识，锻炼了能力，又获得了乐趣。例如可以开展入学新老生交流会、团体新生培训会、科技竞技活动，各种育人活动都可以灵活结合学生活动开展。高校通过"校园年度人物评选"活动，选出自爱自强、仁爱友善、明礼守法、勤奋好学、科技创新、恪尽职守、多才多艺、热心环保、劳动创业等方面表现优异的自我教育典范，对他们事迹的表彰和宣传，在校园内形成一种学习榜样的良好氛围，自然形成学生自我教育。

（二）学生自我管理

中医学整体观念强调了人与社会环境相互协调、相互为用，指导学生自我管理的实现。高校育人要培养学生的自我管理意识，鼓励学生争做主人翁，积极参加各项活动，自发组织、主动参与。创新学生干部选拔培训机制，对高校学生干部培训进行系统化、常态化建设。完善自身体系管理制度建设，为学生自我管理的实现提供制度保障。开展拓展训练，锻炼学生自我管理能力。在中医学整体观念的指导下，学生在学校这样一个小社会中不断地完善自我管理。学生是重要的教育主体，在全员育人体系中发挥独特作用。学校可以根据自身的特点和实际，积极发挥学生组织在自我教育、自我管理、自我服务方面的作用，动员和引导学生积极参与到学校的教育教学管理中。

加强班集体建设，形成班级有效的自我管理机制。班集体是学生学习、生活的单位，是培养学生成长成才的有效载体。高校教育应通过班集体建设这个途径，培养学生的自我教育、自我管理和自我服务意识和能力。第一，发挥班干部、党员的先锋模范作用。班干部和党员是优秀班集体建设的骨干力量，是协助辅导员进行学生管理的得力助手。学生通过担任班干部参与到班级管理中，发挥模范作用。班干部需承担起职责，组织有积极意义的班集体活动，实现班级学生的自我管理。第二，班级定期开展有着鲜明主题的班会活动。班会活动是班上同学进行学习和情感交流的重要途径，确立一个鲜明的主题，让学生各抒己见，既可以了解学生的思想动态，也可以增强同学之间的情感交流，增强班集体的凝聚力。通过组织班会的方式调动了学生的积极性和主动性，锻炼了学生的表达能力。而且通过班会交流，学生能够找到自己与同学的差异与差距，从而更好地调整自己，自我教育，不断地进步。

发挥学生社团的自我管理作用。高校学生社团是大学生参与校园文化活动，全面发展自己的重要平台。通过参与学生社团举办的活动，不但可以发展学生的兴趣爱好，还可以增强同学之间的交流和合作，锻炼学生的组织管理、人际交往能力等，提高学生的综合素质。因此，我们应利用学生社团的平台实现大学生的自我管理。第一，加强对学生社团的科学管理。大学生社团数量较多、类型也较多，因此需要成立一个管理机构和制定一套科学的管理制度。大学生社团需要专业老师的指导，把老师指导社团活动纳入老师绩效考评范围，从而调动老师参与社团的积极性。社团还应该有一支素质高的干部队伍，因此高校应该加强对社团干部的选拔，培养以及考核。社团还应该制定严格的管理制度，以保证对学生新社团成立审批的把关，学校对学生社团规模和类型的科学规划，调控学生社团结构。第二，加强学生社团间的交流与合作。学生社团的类型各异，所开展的社团活动也不一样，学生社团应该打破封闭的状态，加强彼此间的交流与合作，分享彼此间的经验，分析各自的不足，从而共同联手协力促进社团活动的蓬勃发展。第三，发挥学生会、研究生会的桥梁作用。学生会和研究生会是高校学生的群众性组织，是学生进行自我教育、自我管理和自我服务的重要载体，是高校与学生之间联系的桥梁和纽带。

让学生参与校园网和BBS等的建设与管理。校园网和BBS是网络时代背景下高校学生交流和管理的新阵地，也是帮助学生实现自我教育、自我管理、自我服务的重要载体。大学生比老师更加了解学生群体的思想动态，因而大学生参与校园网、BBS的建设与管理能够使校园网的内容更加贴近学生生活，更加能够吸引学生的参与，从而有利于利用校园网络文化的建设，也有利于提高学生自我教育、自我管理、自我服务的能力。但同时学校管理人员也应加强对校园网和 BBS 网络信息的监督管理，防止其产生错误的言论和思想，及时掌握学生的思想动态。

（三）学生自我服务

中医学整体观念认为人会受到社会环境的影响，因此高校学生有必要在在校期间进入社会展开体验、进行实践。高校学生要传承志愿精神，开展志愿服务，提高团队凝聚力。鼓励学生开展"暑期三下乡"和西部支医、支教活动。在开展志愿活动、实践志愿服务精神的同时，学生可以感受到强大的集体归属感和志愿活动所带来的荣耀感。学生自我探索，通过对日常学习生活问题的思考，增加探索式思维，结合调研和探索式实践，从而提高学生自我服务能力。学生自我服务的完善，要注重自身专业素质和综合素质的提高。学校通过开展"名师面对面•杏林大讲堂"系列讲座，在校园内营造良好的学术氛围，同时开设题材多样的讲座，涵盖中医中药、人文社科、经济历史等领域，通过邀请校内外知名专家教授，提高学生的自身素质和对激发专业领域的热爱。学生从中能够多听多思考，勤学勤锻炼，创新创成果。提高学生自我服务能力，实现更好为自身、同学、学校建设、社会的服务。建立学生事务服务中心，实现学生自我服务的职能，鼓励学生参与学生事务管理，提升组织服务质量与效率，实现学生自我服务功能。

在各个管理和服务部门设立学生助理岗位，使其承担参与学校教育教学管理、宣传学校改革举措、深入同学群体调查研究、及时反馈同学们的意见和建议等工作，从而建立起学校与广大学生之间的经常性、制度化的联系桥梁。例如，教务处、图书馆、自习室等一些部门可以安排学生做助管。学生参与学校的各项事务，一方面学生工作者可以起到教务处、图书馆、后勤等部门管理工作者与广大学生之间联系的桥梁作用，有助于学校更好地从学生成长需要的角度出发，创新管理、服务等工作的理念和方式方法，促进工作水平的提升，使其更好地发挥管理育人的职能；另一方面能够使学生在参与各项工作的具体实践中熟悉和了解学校的情况，使学生由一个单纯的受教育者变成了一个育人者，促进参与工作学生的沟通交流能力，锻炼其人际交往能力和处理事情的能力，为学生将来的就业打下基础，实现自我教育、自我服务的目的。

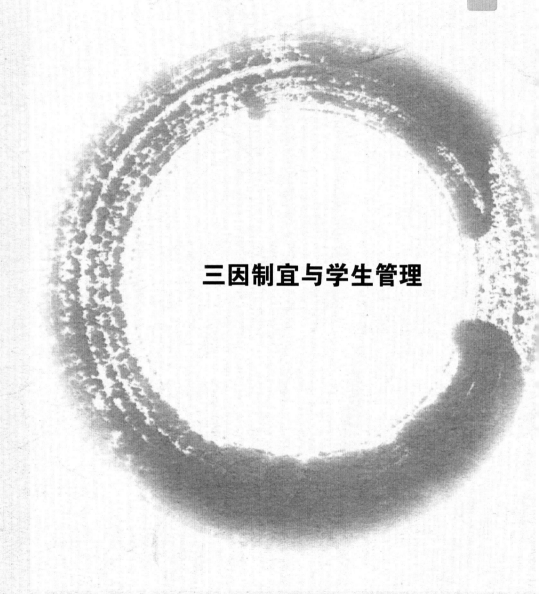

第二章

三因制宜与学生管理

第一节　中医关于三因制宜的论述

中医三因制宜即因时、因地、因人制宜，是指治疗疾病要根据季节、地区以及人体的体质、性别、年龄等不同而制定适宜的治疗方法。由于疾病的发生、发展与转归，受多方面因素的影响，如时令气候、地理环境等，尤其是患者个体的体质因素，对疾病的影响更大。因此，在治疗疾病时，必须把这些方面的因素考虑进去，对具体情况作具体分析，区别对待，以制定出适宜的治疗方法。

一、中医三因制宜理论的源流

三因制宜起源于我国第一部中医理论经典《黄帝内经》，经后世医家不断补充、丰富而发展成为一个完整的学说。《黄帝内经》、《伤寒杂病论》等中医学的重要代表作都蕴含着丰富的三因制宜学术思想，其中以《黄帝内经》贡献尤为突出。在因时制宜方面，《黄帝内经》对时令与人体生理、发病、治疗、预后、养生等多方面的关系都有所论述，初步建立了因时制宜的理论构架。在因地制宜方面，《黄帝内经》中提出不同地域的地理气候、物候物产、生活环境等常对人的体质、发病、寿命等产生不同的影响。在因人制宜方面，《黄帝内经》从不同角度论述了个体在禀赋寿夭、生理发育、情志心理、生活方式、发病及预后等几个方面的区别，并进一步提出了因人制宜的具体方式，包括临证时要参考性别、年龄、职业、体质等因素。三因制宜思想是多角度对人体状态进行全面的参照，充分体现了中医学的整体观念，历代医家对于三因制宜思想都非常重视。

二、中医三因制宜理论的内涵

三因制宜学术思想有其深刻的理论背景和实践价值，是对中医学的一个重大贡献。中医理论的核心是辨证论治和整体观念，其内涵是指在临床分析和处理病证时将阴阳五行、脏象、经络、病因病机、四诊八纲及整体观察等思想有机地运用于临床实践中去的整个过程，三因制宜就是其具体治疗原则之一。

三因制宜涉及学科较多，内容较广，体现了辨证论治整体的动态的特点，在此原则指导下常表现为临床诊病时无固定成方，灵活化裁的"方药个体化"。《周易》中说"一阴一阳之谓道"，阴阳交感而生万物，人体本身若处于良性循环则阴阳平衡，脏腑协调，而百病不生；反之则会染疾或病魔缠身，若社会处于良性循环，则天下太平，政通人和，祸乱不生；反之则祸乱频繁；自然界维系良性循环，则冷热随季，风调雨顺，反之则气候变异，自然界的变异会影响社会，影响个人（包括生理与心理）；同样，人是社会的细胞，个人的身心状态，也可以影响社会，继而也可以影响自然的生态环境，中医的证所表达的疾病某个阶段的病理本质，都具有时间、方位、气候、社会、心理等多方面的内容，这一点在中医治疗现代医学的多系统疾病，如免疫性疾病、过敏性疾病、代谢性疾病等方面尤为突出。每位患者都有自己的经历，都有不同的社会背景，不同的受教育水平，故有不同的素质，而且社会、家庭、个人心理等诸因素对他（她）的疾病影响亦不同，因而，在治疗时应有所区别。

三、中医治未病理论对学生管理的启示

三因制宜思想的科学性在历史实践中得到证明。时至今日，该思想的应用远不局限于医学领域，其强大的生命力在众多领域中都发挥着至关重要的作用，在人类认识自然和顺应自然规律的历程中有着无可替代的导向性。在高校学生管理工作中，应努力做到因时制宜、因地制宜和因人制宜。概括来讲，"因时制宜"应结合受教育者的时代背景来对其进行教育引导。比如说，在多子女时代和独生子女时代出生的人，是有很大差异的，所以有"80后"、"90后"这些特殊的指代。在"因地制宜"方面，学生来自不同的地区，他们的社会环境、文化背景和生活习俗不同，与之相适应的管理理论和方法也应有所不同。在"因人制宜"方面，对于不同的学生个体，必须区别对待，灵活运用各种方法和技巧。

第二节　如何运用三因制宜开展学生管理

一、因时制宜

（一）与时俱进，加强思想政治理论学习

中共中央国务院《关于进一步加强和改进大学生思想政治教育的意见》（［2004］16号文件）强调："辅导员、班主任是大学生思想政治教育的骨干力量，辅导员按照党委的部署有针对性地开展思想政治教育活动，班主任负有在思想、学习和生活等方面指导学生的职责。"2006年全国高校辅导员队伍建设会议在上海召开，国务委员陈至立在会上强调，要与时俱进，采取有力措施，着力建设一支高水平的高校辅导员队伍。同年7月，教育部颁发了《普通高等学校辅导员队伍建设规定》（教育部第24号令）。可见，党和国家对辅导员工作的高度重视，为这支队伍的建设和发展，出台了很多的政策和有力的保障措施。高校辅导员是为青年学生成长服务和传道解惑的学习导师，在维护高校的安全稳定、保障学校的健康持续发展方面发挥着巨大作用。高校辅导员的政治素养、道德修养、学习实践能力等决定着辅导员的工作质量和工作水平，进而直接影响和作用于大学生的健康成长，直接影响和作用于学校的持续健康发展。因此加强政治理论学习势在必行。

胡锦涛在全国加强和改进大学生思想政治教育工作会上强调：要采取有力措施，按照政治强、业务精、纪律严、作风硬的要求着力建设一支高水平的辅导员和班主任队伍，使他们在学生思想政治教育中发挥更大的作用。

政治强首先要全面、准确地掌握马克思主义理论的基本知识和精神实质，进行定期的思想政治理论知识学习，并有效地渗透到日常教育管理工作中。其次，政治强就意味着要树立正确的政治意识，树立开放的社会意识。正确的政治意识包括要

由正确的政治方向，坚定的政治立场、鲜明的政治观点、严格的政治纪律、很强的政治鉴别力和政治敏锐性。辅导员作为高校的思想政治工作者，一定要树立正确的政治意识，在进行思想政治工作的时候，坚定政治意识，不走歪路，不走弯路，为学生树立正确的政治意识的榜样。现今社会是一个开放性的社会，社会对任何社会现象都是开放性的接纳态度，因为辅导员在进行思想政治工作的过程中要具备开放的社会意识，不能将视野局限在校园内。要努力实践和适应变化中的社会生活，这样在进行思想政治工作时才能与时俱进，不与时代脱节，不与信息脱离。随着社会主义市场经济不断发展和教育体制改革的不断深入，教育教学中会有很多新情况、新问题需要我们去探索和研究。因此高校教师尤其是辅导员要牢固树立坚定的理想信念，保持清醒的政治头脑、正确的思想观念、较高的理论水平以及言谈举止上的形象和表率作用。现代教育家竺可桢说："教者，传授知识也；育者，培育品德也。教中有育，育中有教。"要学会运用马克思主义的立场、观点、方法观察形势、分析问题、判断是非，不断增强政治鉴别力和政治敏锐性，始终在思想上、政治上和行动上与党中央保持一致。把个人的抱负融入到实现学校历史性跨越建设与发展的实践中来，以饱满的热情、昂扬的斗志、蓬勃的朝气，在辅导员工作中不断实现人生价值。

业务精要求辅导员对学生工作熟悉并熟练。《普通高等学校辅导员队伍建设规定》（教育部第24号令）对辅导员的主要工作职责做了明确的规定，辅导员要帮助高校学生树立正确的世界观、人生观、价值观，引导学生不断追求更高的目标，能够及时的掌握学生的思想动向，从而解决学生在大学生活中的心理困惑，能够帮助经济困难的学生完成学业，能够在学生入学或即将毕业的时候给学生开展正确的入学教育或就业指导，能够培养具有马克思主义思想的学生骨干，协助管理学生班级。由此可见，辅导员的工作内容是庞杂而琐碎的，这就要求辅导员在对学生进行思想政治教育的过程中，能有掌握相关的知识，从而在为学生进行思想政治引导的过程中，起到良好的带头模范作用。中国的辅导员制度是相对独特的，对比美国的学生事务管理工作，辅导员在大学生的大学生涯中是代替父母的一个角色，因为辅导员一定要具备熟练的工作技能，从而对大学生进行世界观、人生观、价值观方面的引导，在辅导员的工作范围内减少因为业务不精而导致的错误事件。

纪律严就要求辅导员在进行学生工作的过程中要严格执行规章制度，按章办事。这个"按章办事"并不是说辅导员在进行学生事务管理的过程中，不顾及情面，不灵活处理，严格按照相关工作条例来处理学生事务。而是说辅导员在进行学生事务工作的时候要以公平、公正、公开为基本工作原则。在我国的当代大学校园内，辅导员队伍的构成主要是相关专业的毕业生留校，所以，他们在与学生进行沟通的过程中，可以拉近与学生之间的距离，更加深入学生的内心，获得学生的信任，但正因为过于亲近的师生关系，在处理学生相关事务时，往往会带有个人的情感因素，学生对待辅导员的态度也更加像对待"哥哥姐姐"，从而导致学生不能严格遵守相关的学习守则，从而纪律不严。这样一种情况在我国高校中普遍存在，尤其是年轻的辅导员更易出现。因此，辅导员在进行学生事务工作的时候，一定要具备纪律严的特质，和学生的关系可以友好，但是也要兼顾教师的身份，严格执行相关纪律。

作风硬是指高校辅导员在进行学生工作中要具备优秀的工作作风，其内容包括，辅导员要有爱岗敬业的优秀作风，以人为本服务学生的作风，以及有效沟通团结协作之作风。高校辅导员只有具备了优良的工作作风，才能在进行工作的过程中形成强大的凝聚力，凝聚好学生和学院的关系。作为一名高校辅导员，只有热爱本职工作，关爱学生，才能在进行学生工作的过程中，以学生的未来为考虑的原则，以学生的福祉为工作的目的，才能以人为本为工作的原则，更多地从学生的角度来考虑事情，从而更好地与学生进行沟通。

高校辅导在选聘的时候除了要具备政治强、业务精、纪律严、作风硬基本特质外，在高校进行学生事务工作的时候还要及时地学习政治理论知识。21世纪是一个信息、知识大爆炸的时代，高校学生接触到的信息是无限的，尤其我国加入世贸组织后，外国的无论是产品还是信息都更加畅通地进入国内，无论是精华还是糟粕也都涌入了中国，当代大学生作为新时代的主人公，对信息的吸收更是迅速而繁杂。高校辅导员作为大学生涯与大学生接触最多的群体，在进行学生事务管理的过程中帮助学生有效识别信息，更要坚定马克思主义信念。在进行本职工作的过程中，通过网络、电视、广播等各种途径学习相关的思想政治教育知识，攻读相关学位，参加国内国外交流活动等。

高校辅导员及时有效地学习政治理论知识的意义在于：第一，有助于高校辅导员坚定个人的马克思主义信念，坚持走中国特色社会主义道路、坚持中华民族伟大复兴的共同理想和坚定信念。高校辅导员只有坚定了个人的信念，才能在学生事务管理的工作中，对学生进行正确有效的影响，从而帮助大学生树立正确的世界观、人生观和价值观。第二，有助于高校辅导员拓展知识面，增加与学生进行沟通的话题。政治理论知识是大学生的必备知识，其内容主要包括，马克思主义基本原理、毛泽东思想、邓小平理论和"三个代表"重要思想及时事政治等，高校辅导员只有及时学习政治理论知识，才能与学生进行"零障碍"沟通。第三，有助于高校辅导员的个人提高。高校辅导员往往是学院思政类教师的储备力量，大部分高校新聘任的青年专任教师原则上都要从事一定时间的辅导员或班主任的工作，因此高校辅导员只有及时学习政治理论知识，才能在成为专任教师的时候拥有丰富的政治理论知识储备，才能时刻准备着专业技能的提高。

（二）与事同步，做好敏感时期维稳工作

1. 敏感时期的界定

所谓敏感时期，是指因为某种特殊原因或引发的群体思想波动，有可能造成某些异于常态，难以掌控和预料的局面和后果的一定时间段。而可能引发校园群体思想波动的特殊原因包括高校校园危机和高校校园突发事件。高校校园危机事件，一般泛指发生在高校内或与高校人员有关的事件或情境，且对其成员带来压力或伤害等，而以学校现有的人力和物质资源条件，无法按常规处理方法立即予以解决的状况，均可称之为高校校园危机。高校突发事件，可能是由某种具体的或者综合的因素引发，在高校校园内突然发生并可能迅速演变或者激化，严重影响学校安全稳定和正常教学生活秩序，进而危及社会安全和政治稳定的各类紧急事件。一般来说，高校校园突发事件是由自然或社会政治原因等因素引发的，如发生了突然性事件，学校不能及时有效地处理，有可能突发事件就会演化或激变为校园危机事件。一般认为，高校校园危机事件是由各类校园突发事件所引起的，只有妥善处理好校园突发事件，才能从根本上化解校园危机，进而化解可能引起的高校大学生的思想波动，以免造成难以掌控和预料的局面和后果。由此可以归纳出一般的敏感时期的发展模型。特殊原因包括高校校园危机、高校校园突发事件、自然灾害、政治变动等因素。这些因素可能引发群体思想波动，学校处理不当，导致高校校园突发事件，进而演变为高校校园危机。导致敏感时期的特殊原因很多，种类繁多，归纳起来，大致可以分为六种。一种是人为原因导致的灾难事件，例如校园火灾、建筑事故、交通事故、恐怖袭击等。二是自然灾害，如洪水、地震、暴风雨雪等。三是校园伤害事件，包括师生自伤、聚众斗殴、恐吓、劫持或暴力伤害等。四是卫生性灾害事件，包括流行疾病、食物中毒等。五是公关危机事故，包括因各类事故、媒体报道失实、媒体炒作等而引发上访、非法游行、聚众骚乱等劣性事件。

2. 敏感时期高校学生思想状况的特点及应对策略

基于对敏感时期的上述界定，那么在敏感时间段学校的各项常规工作有可能被打乱，稳定的校园生活、学习秩序也有可能遭到破坏。高校的学生因为生活在一个集体的环境中，相互间的情绪波动容易互相影响，这个时候如果学校不做出相应的举措来稳定学生的情绪，开解学生的思想，很容易造成校园危机。而一旦造成了校园危机，必然会有相应的人或物质受到损害，从而造成更坏的后果。

因此，为了尽快恢复正常的工作和学习秩序，回到正常的校园环境状态，准确把握敏感时期高校学生的思想状态，采取有效措施积极应对便显得尤为重要。

3. 敏感时期高校学生的思想状况的特点

（1）群体追随

当代大学生是优秀的学生资源，他们大部分都具备敏感、好学、聪慧、团结的特质，大学生接触信息的渠道多样。因此在敏感时期，大学生的思想波动具有群体性，先是因为一个人影响到一个宿舍，进而一个宿舍影响到整个班级，从而由整个班级影响到整个专业，再由整个专业影响到整个系，这样的以一个中心点为模式的思想波动就辐射开来，同时，由于大学生在校园内是具有团体性的，因此很多大学生即使对事情的信息接收量少，还未形成个人的看法时，也会趋向于跟随大众，这在心理学上也被称为"从众心理"，是从人类开始社交活动之初就广泛存在的一种常见心理，其目的就是为了避免个人意见与大众意见不同时所产生的压力。

（2）盲目冲动

大学生的这一群体，由于年龄接近，都在 18 ～ 24 岁的年龄，正是血气方刚，热情澎湃的年纪，又因为大学生身在校园这个相对封闭简单的环境中，所以大学生在面对事情的时候往往听随第一反应意气用事，冲动鲁莽，不计后果。

（3）矛盾易劝服

大学生正处于青年中期这个年龄阶段，智力已经发展到最高的水平，其生理也已经达到成熟，大学生脱离了少年的群体，从心理和生理上都认为自己是个大人了，他们精力旺盛，朝气蓬勃，向往未来，血气方刚，思维敏捷，富有创新精神，易于接受外来信息。这些特点都彰显着大学生其实是完整的社会人了，但是由于相对封闭的校园环境，学习还是他们的生活重点。因此在接受外来信息的时候，更多的是不加选择地进行吸收，从而具有更多的从众心理。但正是因为大学生是在科学的世界观、价值观、人生观的引导下成长起来的，因此他们在敏感时期的心理也往往是矛盾的。这个时候，如果有相关人员，尤其是辅导员对大学生进行正确引导，他们的思想波动就会平缓。

高校学生思想政治工作是一项艰巨复杂的任务，敏感时期的工作成效很大一部分要归功于平时的教育管理，所谓"功夫在诗外"就是这个道理。只有平时深入学生，了解学生的思想状态，在敏感时期才能做到胸有成竹，应对如流。那么一旦进入敏感时期，维稳工作的意义在哪里呢？维稳工作的主要参与者是谁？维稳工作应如何进行呢？

4. 维稳工作的意义

（1）校园的稳定是社会稳定的一个重要组成部分

长期以来，国家稳定发展才能推动民族复兴，而国家的稳定发展也主要体现在社会的稳定上，社会稳定的重要环节就是校园的稳定。因此高校的校园稳定和社会的稳定两者是相互作用，相互依存的关系。高校稳定直接影响着高校能否保障人才教育战略的顺利实施，而且对于社会的稳定发展有着重要的促进作用，只有高校校园稳定，才能维持社会主要思想潮流稳定，也就是说只有校园稳定了，社会的发展才能稳定。

（2）校园稳定是学院培养优秀人才的重要前提

众所周知，进入大学的学生相对来说是同龄青年中知识层次较高、最有潜力、最有创造性的群体，在同龄中经历了激励竞争的知识精英，是高等教育改革的亲身经历者，具有特殊的政治敏感性和是非辨别能力，他们精力旺盛、思想活跃、高度聚集，而且相互联系广泛，对外界各种新鲜和前沿的食物的反应比较敏感，而且也颇具影响力。因此，只有在以教育为主线的大学校园里，维持校园的稳定，才能创造良好的学习环境，让这样一群层层选拔的优秀青年成长起来，成为国家的栋梁之材，为建设社会主义现代化贡献自己的力量。

（3）校园稳定是一个学校长期发展的重要保障

教育是学校的目的，培养人才是学校的目的，学校的长足发展也是学校的目的。只有实现了学校的长足发展，才能为社会培养更多优秀的人才，才能为国家输送更多的精英力量，但是，倘若一个学校没有稳定的校园环境，学校的存在就有争议，为社会培养人才的目的就难以实现。因此，实现稳定的校园环境是一个学校长期发展的重要保障。

5. 敏感时期维稳工作的开展

（1）成立应急小组，制定应急预案

高校的敏感时期相对于正常的时期，是有一定的预见性的。因此在未进入敏感时期的时候就要成立相应的应急小组，根据各种可能的情况，建立相应的应急预案。应急小组的主要成员包括高校的领导、学生处、团委、安全保卫部门共同组成。一旦进入敏感时期，高校突发事件发生后，未避免事态扩大，学校的应急小组应立即启动，分配工作，确定责任落实到人。准确分析事态发展，详细了解相应事情情况，根据事情的性质，可能的发展走向，启动相应的应急预案，确定进入校园危机处理。

我国高校在校园危机处理方面的经验和理论相对不足，我国高校应学习美国的高校校园危机管理及突发事件的处理方式和理论。我们知道，美国高校办学历史较长，在高校校园危机管理及突发事件处理方面的理论探索工作已经进行了很多年，有相对完善的应对政策和措施。同时，由于发生过大量的大型学生运动还有校园恐怖袭击事件，为美国这方面工作积累了实践经验。

现今在美国被广泛采用的用于校园危机管理的理论是"四阶段"理论。它是根据灾难的发生周期，将危机管理分为危机的缓解与预防、针对危机所做的准备、危机的应对、危机后的恢复这四个连续的阶段。美国教育部认为"缓解，就是增强学校应对突发性危机事件的能力，同时减少突然性危机事件发生的可能。预防则是不同于缓解的概念，顾名思义就是在突发性危机事件还未发生的时候，根据各种蛛丝马迹来判断可能发生的灾难，力求将事件扑灭在萌芽状态。准备阶段则是高校制定符合自身实际情况的突发性危机事件应急预案，这个预案要解决在什么情况下，有哪些人来负责指导，有哪些人来负责实施，要使用到哪些资源，要采取什么样的应对措施和行动等问题。应对阶段则是美国高校校园突然性危机时间的核心内容。一旦突发性危机事件发生，学校要立即启动应急预案，对所发生的情况进行评估，向师生发出警告，然后根据具体形势开展救援工作，同时也要做好危机应对的记录工作。最后的恢复阶段就是要尽可能地重建学校的基础设施，开展教学，评估师生员工及危机应对者的心理需求，帮助他们解决由危机带来的心理影响，并稳定校园的整体环境和氛围。

在中国高校的敏感时期的维稳工作中，我们要学习美国应对突发性危机事件的"四阶段"理论，在结合我国国情和各高校的具体情况，制定符合自身学校的应急预案，努力维持校园环境的稳定。

（2）在敏感时期，加强学生的思想政治工作，多渠道了解学生的思想动态

敏感时期不同于高校的正常阶段，在敏感时期，学校应更加注重学生的思想情况，把握每次的思想动态，分析可能出现的不良思想苗头，并树立全员参与的思想。平时的学生思想工作是由学生、辅导员、心理健康教师和相应的专业老师来了解掌握的，这样的好处是多方位地了解学生的思想动态，尤其是辅导员对学生的思想动态掌握更为全面。在进入敏感时期，辅导员可以通过班级干部，宿舍长等具体学生来了解掌握班级的思想状况，学院则通过学生处、团委、团委旗下的学生组织和社团等部门和组织来了解学校的学生整体思想状态，针对这个时期学生可能出现的思想波动作出相应的辅导和安抚。但在这个了解的过程中，不能让学生感觉他们是被监控和管制的，而应该体现出学校对学生的关心和爱护，要正确地引导学生的思想和行动。

（3）了解学生思想波动的根源，把握可能的发展趋向，进行针对性的辅导安抚

通过多种渠道迅速了解引发学生群体思想波动的原因之后，高校学生工作人员要认真应对，有针对性地采取措施，消除学生思想波动可能引发的不利因素。对于引起学生思想波动的外部原因，特别是一些国际国内重大事件引发的思想波动情况不能草率处理，要审时度势，既要严格贯彻落实上级组织的指导思想，又要稳妥引导学生的激进情绪。如近几年因为钓鱼岛事件而引发的学生反日游行，就是典型的因为国际政治形势的情况引发的学生思想波动事件。在面对因为这些事件而引发的学生思想波动上，学校不能一味地要求学生不能做什么，必须怎么做，这样反而会激发学生的逆反情况，而且这类型的学生的抗议行为也是一种关心国家大事，爱国的表现，只是表现的方式过于激进而已。因此学校首先要认同学生的这种积极的思想，但是要晓之以理地告知学生，过激行为可能导致的不良后果，如因钓鱼岛事件而引发的反日游行中的打砸事件，就是情绪过于激动，在一些不良人士的煽动下做出的不理智行为。对于可能引发学生思想情绪波动的内部原因，如学校对严重违纪学生的处理，学校食堂的涨价行为，校舍迁移，院系、专业的调整合并等因为学校内部的原因或学生个人的原因所引发的情绪波动，学校要多从学生的角度考虑学生的情绪，多听取学生的意见。如因为院系或专业的合并导致学生的抗议行为的，学校可以与学生进行面对面的交谈，以学校的立场告知调整的原因，并听取学生的意见，妥善处理可以被采纳的学生意见，从而调和两者间的矛盾。

（三）与心同健，预防心理问题产生恶化

随着社会竞争日益激烈，大学生的就业形势愈加严峻，加之独生子女开始成为大学生的主体，诸多原因导致当今大学生的心理问题逐渐增多，一项中国疾病中心提供的数据表明，全国大学生中，16% ～ 25% 的学生有心理障碍，以焦虑不安、神经衰弱、强迫症状和抑郁情绪为主。为做好大学生的思想政治教育工作，必须对心理疾病有足够的重视。需要明确的是每个人都有可能产生心理问题，尤其是在压力过大时。所以对于群体性的心理问题，必须要给予及时正确的疏导。大学生常见的群体心理问题包括：

1. 因环境适应困惑导致的抑郁

抑郁症是一种常见的心境障碍疾病，由各种原因引起，主要表现就是持久而显著的心境低落，病情严重的患者可出现自杀念头和行为。而大学生由原来熟悉的生活学习环境中来到一个新的环境中，往往会因为环境适应不良而出现抑郁的症状，严重者会出现自杀的情况，这为每个家庭带来的伤害和损失是不可估量的。因为生活环境、学习环境、学习方法、人际关系、身份角色的大幅度改变，使尚未成熟的大学生难以适应，依赖性与独立性的矛盾，被动学习与自主学习的矛盾等，这些矛盾如果不能被有效地化解，就可能产生抑郁。

2. 关于学习、就业、择业、考研抉择的焦虑症

众所周知，在高中的时候，学校为了提高升学率，鼓励学生努力学习，总是告诉学生上了大学就可以轻松了。因为在进入大学后，真的有些学生非常轻松，每日电玩、社团、恋爱、兼职等副业，对学习反而不管不顾。但同时又迫于学业的压力，在考试的前一周努力突击，造成神经高度紧张、焦虑。另外一种情况是，高年级的学生在即将毕业的时候面临着就业、考研的问题，在就业上同时又存在择业的问题。平时成绩不甚理想，考研没有希望，就业也没什么指望的一类学生就会产生焦虑心理，同时，同班的同学应聘上了比较好的公司，或者考上了研究生等这些对比也会对大学生产生压力，使其产生焦虑心理。

3. 关于人际交往、恋爱的恐惧心理

大学校园是一个相对来说比较封闭、单纯的环境，但这个单纯和封闭也只是相对于复杂的社会而言的。实际上大学也被称为一个"微型社会"，是大学生正式走向社会的另一个舞台。在这个微型社会里面，同学与同学间、辅导员与同学间、恋人间、同学与老师间都存在着一定的人际交往，而在这些交往中，也可能存在着一定的利益交割。一般来说大学是大部分人的最后一个正式学习的长期环境，它同初高中只是为了学习的目的不同，如果有大学生无法很好地适应，很容易对一些带有利益性质的人际交往产生恐惧心理。

4. 对于网络的依赖性

大学生由于交往障碍而寄情于网络，网络成瘾现在已经成为一个较为普遍的心理状态。网络是一把双刃剑，它为大学生的学习和生活带来的便利性，可以不出门

就了解各方面的知识，增加见闻，不出门就可以提供娱乐。但是，有学生整日沉迷于网络，通宵达旦地玩网络游戏，不分日夜地淘宝，昼夜不分地煲日剧韩剧等，这些都是网络成瘾的主要表现。

5. 关注重点时期心理问题

辅导员要重点关注心理问题产生高发期，如新生入学初、考试复习期间、重要日期等。新生入学初易产生思乡的情绪，考试期间，学生容易产生紧张、焦虑的情绪，评定奖学金时，成绩不好的学生会产生自责、抱怨、自卑的心理，恋爱受挫的学生会在重要的日期格外悲伤，甚至做出伤害自己的事情。做好心理疾病高发期的防范工作，主要可以从以下几点出发：

（1）要注重新生入学教育

新生入学教育是高校学生教育管理工作的开端和基础，对学生的行为养成、心理品质和健全人格的形成是十分重要的，其成效直接影响到后续教育工作的开展，如果新生入学教育的工作没有做好，在某种程度上是会增加接下来大学生涯的专业教育的难度，对大学生大学阶段的目标实现也是非常不利的。因此，新生入学教育的作用不容小觑，在学生事务管理工作中是很大的一个部分，其主要参与者是学生本人、辅导员、专业教师、学生事务管理部门等多个部门的协作。

但是，由于现在学校的学生人数急剧增加，大部分高等院校都大量引进刚毕业的年轻教师，这些年轻教师在没有进行系统全面的培训的情况下，就直接走上了授课的讲台，导致教育教学的质量有所下降，并且，由于高校的扩招政策，新生的规模增加伴随着生源质量的下降，因此，为了让新生尽快适应大学的学习和生活，高校一直在新生入学教育方面做着不懈的努力，希冀通过对新生进行教育引导使其成才成长，并着重预防和解决新生在适应大学生活的过程中可能面临的问题。那么新生入学教育的主要内容包括以下几个方面。

第一，对新生进行思想政治教育和公民道德教育。大学生是中国建设社会主义现代化的主要力量，在以马克思主义为基本原理，在中国共产党的领导下，坚持走中国特色社会主义的道路。因为大学生在初入校园的时候，要对他们进行思想政治教育，加强爱国主义、集体主义和社会主义的思想教育。增强大学生的民族自豪感和自尊心，教育新生在高校在高校校园内的学习机会，勤奋学习，以学习为己任。同时要组织新生学习相关道德教育材料，提高新生的公民道德观念，引导新生树立正确的世界观、人生观和价值观。在新生中大力倡导"爱国守法、明礼诚信、团结友善、勤俭自强、敬业奉献"的基本道德规范，促进新生的全面发展，使新生成为有理想、有道德、有文化、有纪律的社会主义学生。但由于新生是来到一个新的学习环境中，新生往往会存在着若干的心理问题，这个时候，学校在对新生进行入学教学的时候，也要针对新生可能出现的心理问题进行教育。

新生初入校园，由以前学校或班级的天之骄子成为大学校园的普通一员产生的心理落差为出发点，对新生进行心理教育。众所周知，新生都是经过高考的辛苦磨砺，挤过了万千独木桥，才进入到大学的，在以前的学校环境中，新生可谓是班级的佼佼者，抑或是成绩优异者，但进入大学校园后，环绕在他们周围的是和他们类似的学生，甚至有些更优秀的学生，同时，新生在面对陌生的环境和陌生的人际关系的时候，也会产生不适感。这个时候，学校就要针对新生的这一特点展开心理教育。对此，辅导员可以采用对集体新生做报告，辅以个别谈心式的教育方法，让新生逐步接受已成为普通一员的事实，能够接纳自我，适时解答新生的诸多角色定位问题，如"我来大学干什么"、"我在今后应该成为一个什么样的人"等，明确大学生的求学目标，有利于他们快速地适应新环境，可以采用"以老带新"的办法，通过老生口耳相传式的教育，让新生在认识、评价自我的同时，也对心目中的大学形象进行调整，使其回归到现实中，以减少理想大学与现实大学间的冲突而导致的心理落差和失衡。

由于大学的教育模式的不同，大学生易于出现懈怠或厌学的心理，辅导员要针对该特点进行思想教育，帮助他们树立正确的学习目标。大学校园的教学模式相对来说是比较独立的，更多的是注重学生自身的自我学习，要求大学生养成独立学习的习惯，拥有独立学习的能力。老师已不像初高中阶段处处紧跟学生，处处帮学生解答疑难问题。因此，进入大学校园后，很多新生在这样的学习氛围中，开始有意地放纵自己，学习的目标和方向不明确，甚至很多优秀的学生因为进入大学后，过于懈怠，被退学。辅导员在进行新生教育的过程中，就要针对这个特点对学生进行针对性的思想开解。要告知他们，大学并不是人生的终点，只是社会起跑线的一个预跑阶段。如果大学中，荒废大好的青春年华，不仅是对自己的不负责任，也是对自己寒窗十载的奋斗经历的不负责任。试看，现在网上流传着多少优秀的高考学子，因为努力成为高考状元，进入清华、北大这样的高等学府学习，进入校园后，反而因为个人的懈怠而被退学的案例不胜枚举。在百度词条搜索关键字"高考状元被退学"，网上的记录有14800000条记录之多。高校辅导员可在新生入学教育的时候对新生进行案例分析的方式进行教育。如下面的个案。

张非，1983年出生于四川省广安市岳池县，被媒体冠以"高考奇才"、"考霸"、"职业高考生"、"高考钉子户"等称谓。这个80后又是为何被冠以这些离奇的称谓呢？原因就在于他参加了三次高考，其中两次是理科状元，三次都被国内一流的大学录取。

2003年，张非以岳池县理科状元的身份由岳池中学考入北京大学。2004年，入学一年后，由于七门必修课不及格而被迫退学，同年于南充十一中补习。2005年，张非以南充市理科状元的身份被清华大学所录取，高考分数为703分。2006年，入学一年之后，再次因为多科考试不过关而退学。2007年，张非改名为"张空谷"，在南充十中复习两三个月后，以南充市理科第二名的身份再次考入清华。 这样传奇的经历，被媒体报道后，各种评价纷至沓来。有媒体怀疑高额的奖金是张非多次参加高考的动机所在。据悉，张非在第一次高考考上北大时获得了岳池中学3000元的奖励；第二次高考考上清华，南充十一中奖励了他10万元；第三次高考再上清华，南充十中许诺奖励其5万元。但是，面对质疑的张非反驳道："我不认为会有人愿意放弃北大清华的学业去赚取几万元钱，鸟儿不会出卖自己的羽毛。"

那究竟是什么原因导致张非屡次踏入名牌大学的校门，后又被学校退学的呢？有记者采访了张非的父亲，在其父亲的眼里，张非是一个集自负与自卑于一身的矛盾体，张非小时候由于口吃遭遇嘲笑，因此变得寡言、孤立，不愿与人打交道。因为张非学习成绩一直很好，张非的家长也没有过多地关注张非的其他。慢慢地，张非在网络游戏中找到了极大的乐趣并开始沉溺其中，不惜逃课。张非两次退学北大清华，除了因为难以适应大学生活，更直接的原因是其在大学懈怠成性，网瘾大发而使多门功课挂上了红灯。在《深圳晚报》中《关于张非：不能不说的话题》一文中作者对张非做出了这样的评价:"他是一架精准的考试机器,他是研究高考制度的标本。张非不是应试教育的杰作,而是叛逆者;所不同的是,他是一个另类的叛逆者,因为他否定了应试教育的过程,直接摘取了它的果实。"其实张非的懈怠并不是没有苗头的,在其14岁那年,张非便考入四川邮电学院开始寄宿学习,后因逃课以及多门功课不及格而在两年后退学。如果在张非第一次退学时,家长、教师就开始关注其情感与生活,寻找其退学原因并努力遏制它们再次发生,也许张非就不会成为我们高校校园内的一个典型的案例。

辅导员在对新生进行入学教育的时候,可以借助这样一些典型的案例来提醒新生,大学只是一个开始,而不是一个结束,一个优秀人才的成长不是靠冲过了高考这个独木桥就可以证明的,真正的精英是要在大学校园内刻苦学习成长起来的。

在中国的大学校园中,往往流传着这样一种理念:刻苦学习12年,为到大学休闲。甚至于在高中的时候,有些任课教师或者班主任会鼓励学生:现在辛苦,努力,拼搏,等考上了重点大学,进入大学校园,就轻松了。所以,现在的新生在初入大学校园后,因为教学方式的改变,新生就误以为真的像以前的老师说的,到了大学就可以放松地悠闲了。但是对比社会成功人士,对比美国的高校,我们知道这样一种理念恰恰是不正确的。

在美国,学生在进入大学之前的12年教育是轻松的,他们享受自己的乐趣,培养自己的爱好,形成个人的特色。但进入大学后,那就是玩命地学,否则就会被美国高校的淘汰机制给淘汰下去。因为大学的教育是真正的精英教育。

哈佛大学,查询百度词条是这样描述的:哈佛大学是一所位于美国马萨诸塞州的私立研究型大学,为常春藤盟校成员之一。最初于1636年由马萨诸塞州殖民地立法机关立案成立。该机构在1639年3月13日为感谢一名牧师约翰·哈佛的捐赠而命名为哈佛学院,1780年哈佛学院更名为哈佛大学。至今,哈佛大学是一所在世界上享有顶尖学术地位、声誉、财富和影响力的教育机构,被誉为美国政府的思想库。世界大学学术排名至2003年创办起到最新的2012排名,都一直将哈佛大学列为世界第一学府;QS世界大学排名于2012/13最新排名中,将其评为世界第三,全美第二;同年度的泰晤士高等教育世界大学排名将其列位世界第四,全美第三,但其世界声誉排名则仍将它列作全球第一；2004～2009年当泰晤士与QS联合发表《泰晤士高等教育-QS世界大学排名》期间，哈佛也一直在榜首。这样一所声名显赫的学院，以国人的观念来说，一旦成为这所大学的学生，等于说是拥有了"金字招牌"。就是这样一所大学，在其图书馆的二十条训言中，有这样的训示"此刻打盹，你将做梦；而此刻学习，你将圆梦；我荒废的今日，正是昨日殒身之人祈求的明日；学习并不是人生的全部。但既然连人生的一部分——学习也无法征服，还能做什么；现在流的口水，将成为明天的眼泪。"等等，这些训示无一不在昭示着广大学子，珍惜大学的学习机会，为未来的成功赚取知识的成本。

因此，辅导员在对新生进行入学教育的时候，针对学生易于懈怠的心理可以介绍新生熟悉环境，通过座谈会或者一对一面谈的方式对新生进行思想引导，帮助他们抵触懈怠情绪，树立明确的前进目标。同时针对学生易产生的厌学心理进行开解式教育。

前面已经提到过，大学的教学模式是不同于初高中的教学模式的，教师不会再像初高中的时候一样紧跟在学生后面进行督促、开解，初高中的"教"为中心的教学模式变成了以"学"为中心的教学模式，大学的学习更多的是个人的自主学习。这点对于刚踏入大学校门的新生来说，是一个容易让他们产生不适应感觉的一个主要因素，轻则会产生懈怠的心理，重则会产生厌学的情绪。这是因为。以"学"为中心的教学模式的教学思想代表是建构主义理论，它既是一种学习理论又是一种教学理论，是目前国际上在教育领域最具影响力的一种理论，尤其是在西方，随着多媒体和互联网应用的普及，建构主义思想已逐渐在学校教学领域占据统治地位。建构主义的核心是强调学生是认知过程的主体，是知识意义的主动建构者而不是教师灌输的对象。因此，在教学过程中必须强调以学生为中心，要让学生主动去发现、去探索。在大学的教学中，教师只是占据一个引导的位置，学生才是学习的主体。教师在课堂教授知识之前和之后，学生要大量地阅读相关文献资料，为理解课堂授课内容做着课前预习，课后复习的工作。自学能力的培养和提高是大学新生必须作出的努力。从开始学习前独立地确定学习目标，到在教师授课的过程中对教师所授内容提出疑问或质疑，查询相关文献资料，探讨学习内容，写学习心得或学术内容等都是自学能力的组成部分。只有大学新生掌握了学习方法，拥有完善的自学能力，就可以提高自己的课业成绩，进而提高专业技能，从而成长为一个合格的大学毕业生。而部分新生在初入大学的时候，往往就是因为学习方法的不正确，导致课业成绩下降，从而影响到个人的自信心，进而产生厌学的心理。针对该方面，辅导员可以邀请同专业的高年级成绩优异的师兄、师姐一对一地帮忙开导这些学生，减少新生的心理负担，从而缓解新生的厌学情绪，帮助新生形成个人的学习方法，顺利过渡到新的学习阶段。

帮助新生缓解面对陌生的环境和人群所产生的交际困扰。大部分的大学生的小学、初中、高中教育是在自己的家乡完成的，那里是他们的成长环境，所面对的是熟悉的人和事，不易产生不适感。大学则是很多人离开家乡，来到一个陌生的城市而展开的，面对的人群也是一群来自祖国四面八方的人，因此在新的环境中，新生很容易对新的环境有不适感，和不同语言体系或不同地方的人产生交流隔阂。这个时候，辅导员就要针对这一思想困扰对学生进行思想教育，帮助他们确定正确的观念，要帮助他们认识到，新的大学同学不再是初高中那些从小玩到大的哥们或姐妹，大家都是从熟悉的生活环境来到同一个大学校园内，在彼此的交往中，不能以个人的心绪去揣摩对方的心境，毕竟大学生是来自全国各地的，生活习惯、家庭背景、性格、语言等都有一定的差别，在彼此间交往的过程中，要更多宽容，更多地站在他人的角度上来想，从而建立起大学情谊。如果因为陌生的环境、陌生的人际管理导致的交际困扰，辅导员可以推荐新生到专业人士，如心理辅导中心的老师那里寻求帮助，切勿因为人际交往问题出现难以挽回的结果。比如著名的马加爵事件。

在百度以关键词"马加爵"来搜索，百度的搜索结果显示为1900000条记录，可见当时的"马加爵事件"是多么震惊全国。而著名的"马加爵事件"就是因为马加爵无法妥善地处理好与人交往而出现的悲剧，这也给大学生的心理教育问题敲响了警钟，大学生的心理问题并不仅仅是一个个案，而是广泛存在的。"马加爵事件"是一个名为马加爵的大学生残忍杀害4名同学的刑事案件。据媒体报道，马加爵生于1981年，广西壮族自治区宾阳县宾州镇马二村一队人，是云南大学生化学院生物技术专业2000级的学生。马加爵在小学成绩较好，其小学的老师认为他思维开阔、敏捷；马加爵进入宾州中学就读初中，由于语文成绩不好被分配至普通班级，由于家境困难，马加爵在中学的食宿方面都非常节俭，后由于成绩优异，学校将其从普通班级调整到快班。在中学期间，马加爵还获得过一次全国物理竞赛的二等奖。1997年，马加爵进入广西重点高中宾阳中学就读，此时他性格非常的封闭，并于高三期间离校出走，后因形迹可疑被抓捕进派出所。后回到学校恶补功课，于2000年9月考进了云南大学。据马加爵本人供认，他杀害四位同学的起因是因为打牌的时候起了争执，在2004年寒假期间，马加爵没有回家，留在学校住宿，马加爵的好友邵瑞杰和唐学李也因为其他原因提早回到了学校。案发前近几天，马加爵和邵瑞杰等几个同学打牌时，因邵瑞杰怀疑马加爵出牌作弊两人发生争执。曾被马认为与其关系较好的邵瑞杰说："没想到连打牌你都玩假，你为人太差了，难怪龚博过生日都不请你……"马认为他的这番话伤害了自己的自尊心，转而动了杀机，在其残忍杀害了4名同学后，马加爵潜逃，后被警方抓获。2004年4月22日，昆明中院公开审理了马加爵涉嫌故意杀人、附带民事诉讼一案，并于4月24日作出刑事附带民事判决，认定马加爵犯故意杀人罪，判处死刑，剥夺政治权利终身；判令马加爵赔偿附带民事诉讼原告人李文杨、唐先和人民币两万元，赔偿附带民事诉讼原告人邵渭清、黄燮梅人民币两万元，赔偿附带民事诉讼原告人杨绍权、马存英人民币两万元。 宣判后，在法定期限内，马加爵没有提出上诉，昆明中院即依法报送云南省高级法院核准对马加爵的死刑判决。 2004年6月17上午9时，云南省高级人民法院裁定核准了昆明市中级人民法院以故意杀人罪判处马加爵死刑，剥夺政治权利终身的刑事判决。宣判结束，马加爵即被押赴刑场执行死刑。

从"马加爵事件"我们可以看出很多，更重要的一点是，马加爵最初的杀人动机是因为和同学的一次不合，更深层次地说，就是马加爵没有妥善处理好个人的人际交往问题。当然，马加爵本身的性格缺陷也是这出惨剧发生的根源所在。这出人间惨剧警示我们，高校大学生的心理问题不容忽视，在大学的教育中，智力教育、专业教育、心理教育同等重要。辅导员在对大学新生进行专业教育的过程中，一定要对新生的心理方面进行妥善的引导，避免悲剧的发生。

第二，对新生进行专业教育和校史校规教育。

　　大学教育不同于初高中的教育，大学教育更专注于专业教育。专业教育就是对刚入学的新生进行专业前景的分析、从业要求的讲解及学习课程和内容的介绍，使新生对所学专业有较全面的了解。专业教育意义重大，学校必须加以重视。在专业教育的过程中，对专业的情况进行介绍，前景进行分析，可使学生对所学的专业有个较为全面的认识。一般情况下，新生在高考填报志愿的时候，是根据招生简章的介绍或者父母亲朋的推荐来进行选报的，对专业的认识还是不够全面的，因此有部分同学进入大学校门后还是对自己所学的专业究竟是学什么的，学成后可以做什么一知半解，所以会有部分同学要求转专业。但由于转专业不同的学校会有不同的限制，所以不一定会有学生可以转成功，即使转专业成功了，但是不同的专业，它的专业基础课，专业课还是有一定的不同的，这样就会给转专业的学生造成一定的压力，从而可能导致学生在新的专业由于不能完成不同的专业课而课业成绩下降，失去学习的信心。因此，在进行专业教育的时候要明确专业的发展前景，让新生对所学的专业有个清醒的认识，从而可以培养新生的兴趣点，并明确专业的发展方向，以备新生确定自己未来的职业走向。除了要对专业进行总体的介绍外，还要向新生进行专业课程的介绍，要告知学生专业课程的设置情况，譬如哪些是专业基础课，总学时，学分是多少，在专业教育里面占有什么样的位子，具有什么样的作用，这样，新生在进行专业学习的时候，就可以明确地了解各门课程的功用，从而在校园的学习中，根据自己未来的职业走向确定自己的学习侧重点。在进行新生的专业教育的过程中，可以邀请德高望重的老教授或者本专业的优秀教师为新生进行介绍，通过前辈的亲身体验和经验来帮助新生树立远大的理想，明确学习的目的和方法，使学生热爱本专业。

　　除了对新生进行专业教育外，还要向新生介绍学校的基本情况，包括学校的创建、学校的发展、学校的招生规模、学校的教学实施、学校的运动设施、学校的师资队伍、学校的发展规划、学校的校训，学校的结构、学校各个部门的设置及功用等。让新生详细地了解学校的情况，对学校产生归属感，对学校的各项事务进行了解，方便学生的事务办理。还要对新生进行规章制度的介绍，例如学生守则的解释工作，各项行政流程的办理工作，如去找哪些部门办理转专业，转专业流程是什么，助学贷款该去哪个行政部门办理，办理流程如何等，其目的就是为了方便学生在校园的学习、生活。尤其是学生守则的解释工作，学生违纪处分等比较重要的信息，务必在新生刚入学的时候就了解到，起到警示作用，以免学生在大学的生涯中因此而犯错。

第三，对新生进行心理健康教育和职业生涯规划教育。哈佛大学的心理健康教育机构认为，健康是保证生命质量最重要的因素，健康的生活方式应当至少包括三个方面：健康的身体、健康的心理和健康的环境。在大学生初入校园的时候，由学校的心理健康咨询中心组织新生进行心理健康测评，以及时发现新生中可能存在的心理问题及可能有心理问题的学生，做到及早发现，进而制定相应的方案去帮助新生。同时，也要对新生进行职业生涯的测试，以便新生确定自己未来的职业走向。这些内容其实和新生刚入校的各类思想教育是相互交叉的。

（2）定期开展大学生心理健康普查工作

21 世纪是知识信息大爆炸的时代，大学生作为吸收信息非常迅速的一个群体，作为备受瞩目的一个群体，大学生面临着众多的心理问题。在初入大学之出，由学校的心理健康咨询中心这类部门组织进行心理健康普查工作，对有异常反应的学生情况进行摸底，建立相应的档案。辅导员、任课教师要掌握这些有异常反应的学生的基本情况，以便在平时的学习和生活中着重关注这类学生，以将隐患消除在萌芽状态。在大学生的在校生活中，学校也要注重大学生的心理咨询与健康服务。世界卫生组织（WHO）指出：健康不仅是没有疾病和虚弱现象，而且是一种个体在身体上、心理上、社会上完全良好的状态。现代意义上学校心理健康教育起源于美国，高校通过对学生进行心理评价、诊断 、咨询和干预等，为学生创造有益于身心健康的学习与发展环境。

大学生心理咨询作为学生事务管理的一个重要组成部分，在高等教育中具有重要的地位和作用。美国教育协发表文献《学生人事工作宣言》，主要内容为：学生发展是学生事务工作的中心内容，学生人事服务应当把学生作为一个整体来对待，充分考虑学生的需要；大学教育不能只注重学生知识的掌握，更不能仅仅只是对其进行智力训练，把智力发展作为唯一目标，而应该把智力、个性、能力等人格的全面发展作为目标，培养身心健康的国民。因此，学校应当把学生作为一个整体来考虑，包括对其进行智力、情感形成、身体状况、社交能力、职业倾向与技能、道德与宗教价值观以及审美观等的培养，目的是帮助学生发挥自身的潜力，最终为社会的更加美好做出贡献。大学生心理健康是大学生成长为建设社会主义现代化的栋梁之材的必要条件。

我国高校的心理健康和咨询服务的发展现状。心理健康教育工作在我国高校中越来越被重视，但仍有部分高校对心理健康的教育工作停留在层面上，没有进行真正的重视。这主要的原因是因为我们对心理健康的认识存在偏差。另外，高校的心理健康咨询中心的专业队伍人数过少，缺乏专业人才，缺乏经费。第三，高校的心理健康教育着重于有问题的少数学生，忽略了正常学生的心理健康教育问题。

美国的心理健康教育内容、形式多样，发展完善。美国心理健康教育的工作内容包括心理咨询、生涯辅导、测验与评估、信息指导等。心理咨询是学校心理辅导机构所提供的一种最普遍的服务，专家定义其为"一种由经过特殊训练的专家所指导的，以一定的理论为导向的，旨在帮助那些心理基本健康的人们解决其发展和情境性问题的，受某种道德法律约束的，相对短期的活动过程"。美国的心理咨询主要包括对学生在学习、社会生活等方面的个人问题的咨询。一般他们会为每个前来咨询的学生建立详细而系统的档案，其内容包括学生的智力、兴趣、性向、人格特征、学业成绩、健康状况、社会实践经历等繁杂的内容，也包括心理咨询中心采用各种测量手段得出的测量结果和分析结果等内容。其次，美国的心理健康教育还包括对学生的生涯辅导，这点类似于我国的就业指导中心。在美国，生涯辅导是包含在心理健康教育中，是由心理咨询和健康服务中心提供的。美国在学生一入校就开展职业教育，帮助学生了解就业市场的状况，帮助学生发现和了解自己的兴趣、特长，帮助学生参加社会实践，指导学生进行求职专题训练等，并且生涯辅导并不仅仅限于在校学生，也包括已经毕业的校友，进行个性化的生涯辅导。

美国开展心理健康教育的途径也是多样的，由学校开设心理健康教育课程，通过选修的形式为学生提供相应的心理学知识。建立多功能活动场所，如游戏室、咨询室等场所帮助学生改善适应社会的能力。同时，美国的心理健康教育的从业人员的构成是多样且专业的，这些从业人员是要经过严格的资格认证的，同时，美国有一个专门的培养体系来培养心理健康教育的专业人才。

对比美国高校的心理健康教育，我国高校的心理健康教育工作起步晚，结构不够完善，内容不够全面，因此高校在进行心理普查工作的时候可以借鉴美国丰富的理论和经验。

（3）针对考研的学生进行指导

随着就业形势越来越严峻，加之自我提高的要求，现今高校的部分毕业生选择暂时不就业，而是选择了考研究生的路。一般情况下，大三的学生就开始确定考研的目标，收集考研的信息，了解考研的学校的专业情况等，开始进行考研的准备工作和复习工作。全国统一的研究生考试一般是安排在每年的 12 月中旬，因为，报名工作则是每年的 10 月底或 11 月左右。考研的高年级学生可谓时间紧迫，并且还有自己的专业课程的学习，同时又因为部分学生收集信息的能力不强，对考研的学校、专业等信息收集过少，所以，考研的学生一般都有非常大的心理压力。在面对高年级的学生有这种需求的时候，学校为了防止发生一些因为学生心理压力过大而产生的不良事件，也为了增加高年级学生的毕业出路，可以提供一些帮助考研的高年级学生的政策。如准备考研的高年级学生的成绩优异，完全具有独立的自学能力，可以对这些学生在大四上学期时申请课程的免修，这样可以让准备考研的学生在时间支配上掌握主动性，也从侧面可以鼓励那些成绩不够优秀的同学努力学习。另外，学校可以邀请优秀的教师和考取了研究生的毕业生为学生举办考研经验交流会，以实际经验告知准备考研的学生在学习的过程中应该注意哪些问题等；还可以由学院出面开办考研复习指导班，对学生的政治、英语、数学类等必考基础项目进行有针对性的指导；邀请从事研究生管理的教师为考研的学生讲解考研政策等，从而激发学生考研的积极性和主动性，从容面对考研过程中出现的问题。只有从学校层面上给予准备考研的学生以帮助和指导，缓解他们在面对考研时，辛苦的课业压力和复习压力，缓解因此而产生的心理压力，才能让他们有个更好的心态进行考试和学习。

（4）注重就业指导

经过四年或五年的大学生涯，大部分的学生要走出校园为社会主义现代化建设贡献自己的力量。但是，近几年随着世界经济的下滑，我国经济的缓慢增长，大学生的就业形势可谓越来越严峻。为了解决大学生就业难的问题，高校一般都为大学生开设了就业指导课程。其目的就是为了帮助大学生树立正确的就业观念，帮助他们了解就业形势、就业政策、就业技巧、劳动人事制度等内容，帮助他们融入社会面对就业问题。但是现在中国的部分高校的就业指导课程一般都是开设给高年级学生的，相对来说，低年级的学生对就业指导的概念还是相对模糊的，因此我国的部分高校应向国外学习，就业指导课应贯穿大学生的整个大学生涯中，并且其内容多样。

目前，我国劳动力供大于求的矛盾十分突出，城镇失业职工和向城镇转移的农村劳动力大量增加，我国劳动力总量出现绝对的严重过剩。新增加的就业岗位远远不能满足充分就业的需要、连续多年积累的未就业毕业生人数激增等问题是我国现在严峻的就业形势的现状，因此学校在对学生进行就业指导的时候，要告知学生这些严峻的就业形势，让他们对此有充分的心理准备。这点我们可以借鉴美国高校的就业服务机构所开展的内容。

①为学生提供详细的就业信息。美国高校收集就业信息的方法很多，如从网络、新闻媒体广告上收集就业信息，还直接接受用人单位发来的求职信息和接待用人单位的来访。这些内容，我国高校的就业指导中心一般都可以做到。但美国高校相对我国高校比较完善的一点是，美国高校会帮助学生进行信息的加工和分析，一般他们的就业指导中心会有专门的信息分析研究员，他们对学生的就业需求与所获取的就业信息进行综合分析，为学生提供全面准确的指导，同时，学校的就业指导中心还会定期发布搜集到的社会就业信息并将分析结果与指导意见一并以电子邮件的形式向毕业生发布。

②为学生提供专业的职业生涯规划辅导。职业生涯规划在大学新生一入校的时候就有一部分内容了。然后在学生的专业学习的过程中，职业生涯规划也是一样要展开。首先，我们应该认识到，职业生涯规划只是一个测量性的规划，它是一个大概的范畴，而不能做到像科学一样精准。在社会上，人人都想要成功，也以此为目标，但现实的事情是，社会上不可能人人都是成功者，所以，大学生要面对现实，正确地了解自己的兴趣、爱好，把握自己的优点、缺点，在进行职业选择的时候根据兴趣和特长进行选择，在进行职业发展时，根据个人的实际情况作出职业目标，力求

在社会上，职业的选择和发展可以少走弯路。

③除了进行信息的收集和发布外，就业指导中心的工作内容还包括开展就业服务课程，如职业指导，包括职业的知识、性质、特点、发展前途、择业准则、职业道德和成才道路的教育等；咨询指导，即学生与就业指导中心的工作人员进行一对一的会谈咨询，由专业人士为学生提供个性化的咨询指导；技术指导，即包括应考、面试、面谈要领和技巧、个人简历的撰写、仪容、仪表、仪态等。

④提供毕业生参加实习与见习活动，举办校园招聘会或组织毕业生参加校园招聘会。一般高校和社会上的一些企业都有合作关系，学校通过为学生提供到公司或企业的实习或工作的机会，让学生更多地了解社会，了解所要选择的职业的具体内容，也有助于企业或公司对毕业生的选择，这是个双向选择的过程。校园招聘会由学校出面举办，一方面是便于组织毕业生参加，使学生有相对的主场优势，在面对招聘者时更好地发挥个人水平，另一方面也是学校的形象宣传的一个重要手段，企业或公司在某个招聘时间段集体来到学校参加招聘会，招聘毕业生，体现了学校毕业生的优秀质量。

⑤对学生进行创业指导，并提供帮助。在百度词条搜索"大学生创业"关键字，你会发现有23500000条记录之多，可见大学生创业是现在非常热门的话题，国家和学校对大学生创业都是持支持的态度，在政策上，国家对大学生创业也是有倾斜的。在大学的学习生活中，鼓励在校大学生进行创业，鼓励毕业生进行创业。现今创业成功的例子不胜枚举，以中国著名的企业家马云为例，向学生告知在创业的过程中应该注意的事项，及国家为了鼓励创业所优惠的政策等。

二、因地制宜

（一）立足地域宏观环境

1. 改革开放 30 年，广东发展迅速

广东是一块不断创造奇迹的神奇热土，中国近现代史上许多推动历史进程的重大事件都在这里发生。中国 30 年改革开放波澜壮阔，广东以"杀出一条血路"的气魄，冲在改革开放的前沿，再次创造了历史奇观，由一个经济文化比较落后的农业省份，一跃成为全国最发达的省份之一。新世纪新阶段的广东，经济社会全面转入科学发展轨道。广东是中国改革开放的一面旗帜，其改革开放的试验区作用与全国改革开放的全面推开，广东的改革开放探索与邓小平理论的形成，广东改革开放的实践发展与党的理论创新，息息相关。30 年的改革开放，广东在经济、政治、文化、社会建设上都取得了令人瞩目的成就，走在改革开放的前列。

（1）经济方面

以广西壮族自治区为参照，广西壮族自治区与广东省接壤，同属珠江流域，有相似的社会人文环境及区位条件。改革开放以来，两地经济都获得了较快发展，但两地经济发展差距明显。通过从国内生产总值（GDP）、财政收入、国内贸易、进出口贸易和人民生活 5 个方面将广西壮族自治区的经济发展与广东的经济发展进行对比，说明从 1978 年至 2007 年 30 年间，广西经济远远落后于广东。从人均国内生产总值来看，2007 年广西是 12408 元，而广东在 2000 年就已达到 12885 元，由此可看出广西落后于广东 7 年。

（2）政治方面

广东改革开放先行一步，是在中国经历了艰苦探索，吸取国内外正反两方面经验的背景下，抛弃传统经济模式，大胆探索中国特色社会主义道路的战略选择。可从实行特殊政策和灵活措施、创办经济特区、经济体制改革的初步探索等三个方面探讨广东为探索中国特色社会主义道路所作出的一系列努力。广东管理体制的改革，主要抓简政放权，给地方政府和部门下放经济管理权力。一是缩小指令计划管理范围，扩大指导性计划和市场调节范围，放松对微观经济管理的严格控制，扩大生产经营者的自主权；二是加强宏观管理和指导，促进整个经济体制改革；三是下放地方自筹基建、利用外资和技术改造投资审批权；四是扩大地方大部分商品的定价权和管理权。广东的开拓创新，为全国的改革开放起到了先行一步探路的作用。

（3）文化方面

改革开放以来，广东文化的发展，经历了从"文化沙漠"说的自辩到"文化北伐"说的自恋再到"文化广东"论的自信三个不同阶段。当今广东的经济社会发展，物质文明、精神文明、政治文明、社会文明的协调发展，成为新阶段发展的自觉追求；

经济强省、文化大省、法治社会、和谐广东的融通，成为新的发展观的具体要求；"主力省"、"试验区"、"先行地"，成为新的战略目标；其间始终闪耀着文化自觉精神的光芒。广东改革开放以来的巨大成就的取得，是文化精神烛照的结果，在未来的发展中，广东也不能离开文化精神的烛照。在文化精神的烛照下，广东的未来发展将有更为深刻更为人文的跃迁。

（4）社会建设方面

"广东是改革开放前沿省份，毗邻港澳，市场经济发达，经济成分多元。由此带来社会结构日趋多样，价值取向日趋多元，利益诉求日趋复杂，各种社会矛盾易发多发，触点多，燃点低，有的甚至演化为群体性事件，危及公众安全和社会稳定……"时任广东省委书记汪洋同志用一系列比喻，描述了广东正面临的严峻局面。2011 年7 月，广东省委、省政府《关于加强社会建设的决定》正式颁布。汪洋同志将社会建设和"幸福广东"比喻成一对"孪生姐妹"："社会建设和'幸福广东'相伴相生，与民生福祉如影相随。如果把幸福比作一朵花儿，社会建设就是创造花儿生长的环境和条件。"

2008 年 5 月，汪洋同志批示要求广州、深圳、珠海在加强和创新社会管理方面先行先试，探索经验。同年底，《珠江三角洲地区改革发展规划纲要（2008 ～ 2020年）》赋予珠江三角洲地区"完善社会管理制度，创新社会管理方式"的使命和任务。2011 年 8 月，广东省委发布信息：经中央编办批准，广东省设立社会工作委员会。同年，广东出台了加强社会建设的七大配套文件。7 个文件将近 3 万字，也是刚刚成立的广东社工委的工作依据。文件对重点领域改革都力求做到突出重点，明确实施主体，规定完成时限。

正如中国社会科学院社会学所所长李培林所说："现代社会管理体制建设就包含着两个基本目标，即一方面要不断提高政府的社会管理能力和成效；另一方面要加快社会的自我发育，增强社会自我管理的能力，扩大社会自我管理的范围。从这一点上说，社会建设将是一场深刻的革命。"广东正在实践着这场深刻的革命。

2. 广东社会环境对学生管理的影响

随着教育改革的推进，国家实施科教兴国步伐的加快，社会对人才的要求也日渐提高。高校作为培养人才的重要园地，其人才培养的目标是具有创新精神和实践能力的高级人才，科学、规范的学生管理工作是实现这一目标的重要保证。为了顺应时代发展要求，培养适应社会需求的人才，学生管理工作必须紧随时代脉搏，注重理论与实际相结合，在实践中探索新的工作思路和工作方法，勇于迎接新形势下学生管理工作新的挑战和新的要求。

（1）改革开放后，广东高校对大学生的管理

改革开放后，广东各大高校在加强学生管理方面已经形成了一套有效的措施。首先是加强政治思想教育，重视队伍建设，改革管理手段。以某高校为例，1983年建校时，在一定程度上忽略了学校政治思想工作队伍建设，受外界影响，该校学生中一度出现了一些不稳定因素。于是，该校首先在各系建立党总支，由总支副书记主管学生工作，选留或从外校引进一批思想素质好，业务能力强，有责任心的本科毕业生担任专职政治辅导员。华南师范大学则根据各系学生比例配备专职人员，规定七百人以上学生的系配备一名总支副书记四名专职辅导员，一百名以下学生的系设一名副书记一名辅导员，各班还有兼职班主任。广东高校的学生处和党委学生工作部都是由同一队人员组成，即所谓一套班子两块牌子，这更有利于党委和行政对学生工作的领导，避免互相推诿扯皮。其次是改进对学生工作的管理方法，适应改革发展需要。如深圳大学改变政治学习方式，用主题班会对学生进行时事政治教育。最后是广东各大专院校十分重视学生德智体综合测评，把综合测评作为学生自我管理，自我教育、自我约束的主要方法，鼓励学生在综合测评中争夺高分。华南师范大学把综合测评与奖学金和毕业生分配挂钩，测评结果名列前茅的，每年奖学金高达2500元，分配工作时优先安排在广州等大城市，地州生源进大城市工作不收"教育资助费"。

（2）社会环境对高校学生思想政治教育的影响

高校学生思想政治教育工作作为高等教育的一个重要组成部分，与社会环境之间存在信息能量的交换，二者之间存在着相互促进功能。高校学生思想政治教育影响着社会，同时社会环境的各方面因素对高校学生思想政治教育加以制约和影响。高校学生思想政治教育工作实际上总是在"社会环境——大学生"这一坐标系上进

行的。大学生生活在具体的社会环境之中，他们受到社会环境的多方面、多样化的影响。因此，社会环境对学生思想政治教育工作的影响作用是举足轻重的。

张明健在《社会环境与高校学生思想政治工作》一文中，从社会环境中的主体精神与高校学生思想政治工作目的的一致性和社会环境中的消极因素对高校学生思想政治工作的冲击与消极影响两个方面展开叙述，总结家庭环境、学校环境、校外环境是大学生共有的社会环境，它们对学生的影响是统一的、全方位的。学校的思想政治教育虽然受社会大环境的影响和制约，但它在社会环境的各种消极因素面前，不是消极的、被动的，而是具有能动的反作用，在坚持和弘扬社会环境中的主体精神的同时，通过抵制和排除社会环境中消极因素的影响，来保证高校学生思想政治教育目的的实现。

广东的主题精神就是建设"幸福广东"和社会建设，在这样精神的引导下，"幸福度"成了教育工作者和学生关注的热门话题。和谐社会，幸福广东的思想已经深入人心。另一方面，由于高速发展的经济，社会风气开始恶化，党内出现的一些消极腐败现象与社会上的不正之风，个人主义、享乐主义、拜金主义的滋生与蔓延等，不断冲击着高校学生思想政治教育工作，严重干扰高校学生思想政治教育目的的实现。尤其是在市场经济条件下，人们的价值观念发生了变化，价值取向呈现多元化；物质利益的驱动机制，出现了某些重经济效益轻思想政治、重知识才能的价值而轻视思想道德价值的倾向。

（3）社会环境对大学生德育教育的影响

环境决定着人们的思想观念，环境的变化影响到人们思想的变化。对学生德育教育影响最大的是社会环境，它主要包括对象所处的社会生活条件，如国家经济战略方针，社会政治思想状况，社会道德法律规范体系，学校教育体制，用人机制，家庭条件等。青年学生的思想处于发育时期，环境的影响极为深刻。正如江泽民同志所强调的那样："加强和改进教育工作，不只是学校和教育部门的事，家庭、社会各个方面都要一起来关心和支持。只有加强综合治理，多管齐下，形成一种有利于青少年学生身心健康发展的社会环境，年轻一代才能茁壮成长起来。"

关于社会环境对大学生德育教育的影响，可分别从积极影响和消极影响两个方面进行论述。积极因素包括：改革开放和现代化建设事业为广大青少年的成才和发展展现了广阔的舞台和美好的前景；信息时代的到来，为高校开展德育教育提供了有力的支持；科技的进步，办学条件的改善，学校教学环境同以往有了极大的不同，教师可以利用更多的、更先进的手段对学生进行德育教育。市场经济最大限度地调动了人们的积极性和主动性，为了实现自我价值，个体之间的竞争成为必然的趋势。广东高校应该牢牢抓住机遇，将大学生德育教育推上一个新的台阶。

另一方面，在以往的大学生思想道德教育中，我们往往忽视了社会环境因素对学生思想道德潜移默化的影响，而在大学生道德社会化的过程中，经历着从道德他律到道德自律的关键环节，我们恰恰又没有很好地关注，没有结合社会环境的变化对学生进行道德教育，而是一厢情愿地把学生看成是生活在"象牙塔里"的、脱离社会大环境的独立个体去研究和教育。当学生面对社会转型期中社会出现的一系列变化时，必然会出现种种"不适应"，从而对德育工作产生不良影响。

因此机遇与挑战是并存的，长期以来，在高校已形成了较为常规的、封闭的学生思想教育模式。因此，在新形势下出现的社会环境对高校德育工作的影响将对固有的教育模式产生较为强烈的冲击。在政治环境方面，民主、法制建设有待进一步提高，人治现象、有法不依现象还在一定程度上存在，社会上还存在不稳定的因素；在经济环境方面，经济结构上的基本关系还未理顺，就业再就业压力很大，市场经济秩序比较混乱；在文化方面，腐朽思想依然存在，各种各样的观念借着现代化通信手段到处传播。这些都会造成部分青年学生处于无所适从状态，或产生消极、颓废的心理，高校德育教育面临着严峻的考验。

改善学校和家庭环境对德育教育有直接的作用。学生生活在学校中，为使德育教育更具针对性，在改革学校环境上要着重抓校园文化建设。各个高校要根据本校的历史、地域、专业和其他情况，确定具有自己特点的办学和发展目标，创造一种独特的校园文化，以其文化氛围为学生营造健康成长的自我约束机制，培养学生良好的行为习惯和高尚的思想情操，净化心灵，铸造品格。同时，家庭的影响会延续到学生的学习和生活中去。德育教育工作者要关注家庭的作用，注重同学生家长的沟通和交流，同学生家长配合，协调对学生的教育。

（4）社会环境对学生心理发展的影响

大学生的心理发展，不仅要观察他们生理成熟对心理成熟的影响，更要观察社会客观因素和时代背景对他们的决定性作用。从个体心理发展的全过程来看，儿童少年的心理发展较多地依赖于生理成熟和教育的影响，而大学生的心理发展，除以上因素外，则更多地受社会政治、经济和文化生活的影响。由生理成熟带来的年龄特征逐渐不显著，而社会性和政治性影响更加突出。

社会主义现代化的宏伟蓝图，要求造就数以千万计的能够适应现代科学文化发展和新技术革命要求的高级专门人才。这些人才都应该有理想、有道德、有文化、守纪律，热爱社会主义祖国和社会主义事业，具有为国家富强和人民富裕而艰苦奋斗的献身精神。当前社会上积极因素起着主导作用，学校教育对积极方面的促进作用和对消极方面的干预能力也大大提高。这一切，都有利于大学生心理的健康发展。

综上所述，地方经济的发展、社会环境和文化氛围对青年特别是在校大学生有着深刻的影响，高校在开展学生管理工作时，应当立足所在地区的经济、政治、文化、社会环境，方能取得实效。

（二）链接两校内部环境

1. 多校区学生管理工作的概述

多校区办学是学校教育目标、办学形式、组织结构等方面变化和发展的结果。目前，大多学者都将"多校区办学"定义为"指具有一个独立法人地位、有至少两个在地理位置上不相连的校园的学校"。根据校区的形成和起源，多校区学校可以分为"合并式"、"扩张式"和"混合式"三大基本类型。其中，"合并式"起源于不同学校的合并和重组；"扩张式"起源于学校自身规模日益扩张发展的迫切需要；而"混合式"则是"合并式"和"扩张式"两者兼有。

美、英、德、日、法等近代高等教育兴起较早的发达国家都进行了多校区办学的实践，积累了一定的经验。从实践和理论上看，以美国的多校区办学最为成熟。自 1960 年美国加利福尼亚州高等教育总体规划诞生出第一个多校区大学系统——加州高等教育系统以来，美国的多校区大学就如雨后春笋般地发展起来。据美国学者统计，美国"多校园大学系统各分校招收的学生占了全国大学总数的一半以上"。

我国的多校区办学形成则始于 20 世纪末 21 世纪初。当时为了改变科类结构单一、布局不合理、规模过小的高等教育，在布局结构调整方面发生了一场深刻的变革，拉开了高校"共建、合作、合并、划转、协作"的序幕。教育部统计数据显示，从 1992 年 5 月由 6 所省属院校合并而成的扬州大学开始至 2008 年，全国已有 1092 所普通高校通过合并等形式调整为 433 所。

多校区办学，对于我国教育事业的发展有着重大的意义。第一，多校区办学可以提高学校规模效益，促进学校的快速发展；第二，多校区办学可以优化教育资源配置和学科体系，加快教育体制的改革；第三，多校区办学可以增强学校服务社会、服务人民的功能，从而推动国民经济又好又快地发展。然而，多校区办学也给学校学生管理工作带来了一系列重大理论与实践问题，如何解决这些问题直接关系到多校区学校的巩固和发展。

2. 多校区学生管理工作的现状

（1）国外多校区学生管理工作研究现状

尽管美国在 19 世纪就出现了多校区院校，但到第二次世界大战后才真正迎来其发展时期。1968 年，弗兰克·鲍恩（Frank Bowen）与尤金·李（Eugenec·Lee）合著了《多校园大学：学术管理研究》、《管理多校园大学系统：不稳定状态中的有效管理》、《美国人视野中的伦敦大学》等，标志着对多校区大学系统研究的开始。20 世纪 90 年代末，杰拉德·盖泽尔（Gerald H.Gaither）主编出版了《美国多校园大学系统：实践与前景》，详细并全面地介绍了美国的多校园大学体系及其管理模式，是多校区管理研究领域的经典著作。国内也有很多学者对国外多校区管理模式进行了相关的研究。王国均在《美国多校区大学研究及其启示》一文中，对美国多校区大学形成的历史和现状进行了详细的介绍和评价，总结了美国多校区大学的管理经验及其发展趋势，以及对我国多校区大学管理的启示。周玲则在《中外多校区办学的案例研究》一文，分析了国外多校区大学管理的三个典型案例，包括事业部型管理的加州大学、一校多制的康乃尔大学和校区定位明确的东京大学。虽然国外的多校园学校管理系统与我国 20 世纪 90 年代以来形成的多校区学校不同，但是对国外多校园学校系统的组织特征、管理模式、运行方式等进行研究，对我国的多校区学校学生管理工作研究具有重要的借鉴和启发意义。

（2）国内多校区学生管理工作研究现状

第一，对于目前多校区学生管理工作存在的问题研究主要集中在学生管理工作体制和制度的不健全、不同校区教育资源的不均衡、校园文化融合不到位、师生交流不足、学生学校认同感低以及学校周边安全问题等方面。冯晓艳在《多校区大学学生管理工作的实践与思考》一文分析了当下我国多校区大学学生管理工作存在的几大问题及其成因。一是学生管理体制不健全；二是教育资源难以共享；三是校园文化融合不到位；四是校区间师生和新老生情感交流不足。黄志荣等从运行体制依旧是"条块结合，以条为主"的方式、组织管理机构"垂直式"管理、办学规模扩大与师资承载力不足的矛盾、校园文化建设问题四大方面分析了高校多校区学生管理工作的问题。此外，宫树华指出了多校区大学生管理工作中管理成本大、配套服务设施落后、信息沟通滞后、新校区周边环境的复杂性等问题。

第二，在多校区学生管理工作的对策研究方面，针对上述几方面的主要问题，许多学者也从不同的角度提出了解决办法，具有一定的借鉴意义和参考价值。首先，在学生事务管理体系构建的问题上，倪瑛等在《多校区条件下高校学生教育管理体系的构建与探索》中建议在"宏观集中决策，微观分权管理"模式的基础上，采取"组织结构扁平化，体系内多中心" 的策略，以明确权利，责任到人，提高效率。其次，对于有效缓解空间跨度引起的管理成本上升问题，李德全在《新建地方本科院校多校区学生教育管理探析》中提出"整合资源，提高学生教育管理实效性"的办法。再者，杨建超等在《多校区和谐校园文化建设》中针对多校区大学校园文化建设提出主要从物化层、制度层和精神层三个方面进行。针对师生交流不够带来的问题，宇业力在《多校区大学学生工作困境及其对策的探讨》中提出用"完善服务"来解决。

可以看出，国内外对多校区问题的研究还是比较丰富的，他们从多校区学生管理工作的不同侧面，不同的角度，作了积极的、开拓性的研究和探讨。有的比较中外多校区大学的形成、管理等方面然后得出经验启示，有的从管理学理论入手研究多校区大学管理，有的从案例分析入手进行实证分析考察等。但从现状来看，无论是从理论研究还是从实践研究都与现阶段多校区学校的发展对学生管理工作的要求还存在着一定的差距。首先，目前对于多校区学校的学生管理工作的研究大多数都是关于多校区学校如何办好学，多校区学校如何整合资源，多校区学校如何整合校园文化，多校区学校如何创新管理模式，多校区学校如何进行各个方面的融合等某一方面，缺乏整体性和多样性。虽然这些研究为多校区学校的发展产生了重要影响，客观上也推动了有关多校区学校管理理论研究的深入和实践工作的开展，但涉及多校区学校学生管理工作的深入研究十分少。其次，以往学生管理工作的研究大都是现象的罗列，缺乏系统地、辩证地认识多校区学校学生管理工作理论建构和实证研究。最后，目前国内的学生管理工作大多仍沿用单校区模式，学界对多校区办学环境下的学生管理工作问题和对策研究系统性不强，实际操作意义不大。

3. 新形势下加强多校区学生管理工作的措施思考

（1）加强多校区学生管理工作的基本原则

当今世界，正在发生广泛而深刻的变革；当今中国，正在发生广泛而深刻的变革。新形势下，中国多校区学校在形成的原因、所处背景等方面与国外的多校区学校存在较大的差异，且中国的文化、政治、经济和教育等领域也与国外有很大的不同。因此，我们在研究加强我国的多校区学生管理工作时，不能盲目照搬，而应遵循以下几个原则。一是系统性原则。所谓系统就是指由若干要素按一定结构相互联系组成的具有特定功能的统一整体。多校区学校是由多个校区聚合而成的统一体，学校各职能部门、管理制度、教师与学生等共同构成了系统的各个要素，只有坚持系统性原则，才能缓解各校区学生管理工作的差异性，应对不同校区间的复杂特点，使整个学校形成合力，实现层次明晰、健康有序的学生管理。二是科学性原则。多校区学校规模大，内外环境复杂，面对其系统内部办学理念、资源配置、学科融合、校园文化建设等各方面的挑战，其管理难度不言而喻。因此，必须运用科学的理论基础作为学生管理工作的重要依据，注重科学研究，有效解决学生管理工作中可能出现的种种困难。三是多样性原则。由于产生原因、地理位置、办学规模等众多原因的影响，多校区学校不同校区之间存在着明显的差异，给学生管理工作带来了一定的挑战。只有充分理清各校区在办学资源、周边环境、学科分布、学生层次等实际情况，因地制宜地规划设计，既彰显各校区的文化与特色，又形成不同校区间的良性互动，实现整个大学的发展。四是效益性原则。即加强学生管理工作的根本目的就是提高教学的质量和效益，培养更多优秀人才，同时为整个社会和国家的发展服务。

（2）明确校区定位，选择合适的管理模式

目前校区功能定位有三种模式可供选择：职能模式、学院模式和混合模式；而多校区学校对各校区可能采用的三种行政管理模式为：条条管理、块块管理和条块结合。纵观国内外多校区学校学生管理工作的成功经验，没有一种模式既完全适用于此高校，又完全适用于彼高校，也没有一所学校始终采用某一种纯粹固定的模式一成不变，多校区学校的多样性决定了其学生工作管理模式的多样性。因此，不同学校的不同校区应根据自身办学实际与条件选择功能定位和行政管理模式。

（3）转变观念，树立整体认识观

首先，应重点加强领导班子和干部队伍建设，着力提高领导班子的理论水平和领导艺术以及驾驭全局的能力，面对各校区办学风格的差异、各种利益的冲突等种种矛盾，学校领导班子应从学校整体的利益出发，实事求是、合理有序地解决。其次，应加强教育，转变师生的错误观念，消除师生的偏见，齐心协力共谋学校发展，实现多校区学生管理工作的深度融合。最后，还应提高学生管理工作人才队伍的职业化水平。

（4）促进多校区校园文化的融合

首先，多校区学校应加强校园文化融合的意识，消除一切落后的思想文化和价值观念，促进校园文化逐步融合、逐步发展，使学校成为一个真正的有机整体。其次，全体师生要对各校区的特有文化加强认识，加强各校区校园文化交流，围绕学校发展目标，求同存异，取长补短，逐步融合。最后，学校也应该尽量提供条件开展多种形式的活动促进校园文化的融合，以达到校园文化相互渗透、相互发展的目的。

（5）完善多校区学生管理工作信息网络的建设

随着现代信息技术的高速发展，特别是互联网的日益普及，现代社会逐渐进入信息网络时代。多校区学校的学生管理工作在管理手段上也要不断推进现代化建设，应充分利用信息技术，建立和完善校区与校区间、学校与校区间、校区内部各部门间等一套完整的、多层面的学生管理工作网络信息系统，实现资源优化、共享，提高工作效率，降低管理成本。

（6）因地制宜加强多校区学校周边安全

保证学生的人身安全是学生管理工作的关键任务之一。然而，多校区办学却增大了学校周边安全管理时空上的复杂性和学生安全教育管理的难度。因此，学校应与时俱进，实事求是，因地制宜，更加务实，有所创新，才能开创新时期多校区学校安全的新局面，促进学生管理工作的发展。首先，各校区间应建立校区周边安全信息共享及联动机制；其次，应建立"带校共建、校地共建"联动机制，构筑"人防、物防、技防"三位一体的防范体系。最后，还应加强多校区学校学生的安全法制教育，提高他们的安全保护意识。

（三）维护校园周边治安

1. 学校周边安全管理的基本概述

（1）学校周边安全管理的基本内涵和意义

近年来，危害学校校园安全、侵害学生权益的自然和社会事件频发，各类针对学校校园安全的违法犯罪现象呈上升趋势，学校周边安全已经成为一个社会高度关注的热点问题。学校周边安全管理就是为保持学校周边环境安全稳定，以保护学校财产和师生安全为目的，联合社会各方进行有关决策、计划、组织和控制方面的管理活动。校园周边安全管理是学校管理的一项重要内容，它是通过管理的手段，实现控制事故、消除隐患、减少损失的目的，使整个学校达到最佳的安全水平，为师生创造一个安全的学习、生活环境。

学校安全事故从不同的角度可以有不同的分法。按事故发生的地点，可分为校外事故、校内事故；从学校对事故所负的责任大小来看，又可分为学校直接责任事故、学校连带责任事故和学校无责任事故；从事故性质来看，有刑事、民事之分等等。尽管学校周边安全事故千态百样，表现各异，但仍可根据引起安全事故发生的原因，将其分成以下若干类型：一是自然灾害包含地震、泥石流、雷击、暴雨、水灾、台风等；二是交通事故包括校车安全、非法驾驶机动车等；三是犯罪事件包括群殴、盗窃、抢劫、勒索、他杀、性暴力等；四是食品安全事件；五是消防事故；六是网络安全；

七是其他安全事件。

加强学校周边安全管理是实现学校安全和社会稳定的重要保证，也是国家实现长治久安的有力支撑，意义重大，主要体现在以下几个方面：一是有利于保证师生的人身安全，这是保证生命权和教育权的根本；二是有利于平安、和谐校园的建设，这是保证学校教学活动顺利开展、学校管理活动有效进行的保证；三是有利于维护社会的稳定，促进社会的和谐发展。

（2）学校周边安全管理的源流

学校周边安全管理是校园安全的重要组成部分。而关于校园安全的问题，欧美等发达国家的各级政府、官员、社会组织和教育工作者都高度重视校园安全问题的实践与理论研究。在学者和专家的推动下，《校园治安法》等法律保障机制及实行警察住校机制在实践中得到应用并发挥重要作用。但是无论是学者们还是学术团体大多专注于学校安全问题某一领域的专题研究，如约瑟夫·赫斯特（Joseph Phester）《应对校园暴力——学校安全信息指南》；国外的学术团体——国际校园执法者协会（AICLEA）研究的课题，大多数是业务性质的，实用性很强，如校园警察、校园安全执法等。20 世纪五六十年代，在美国院校中，对于校园是否需要建立由拥有执法权的警察来维护校园的安全，是由地方警察进驻学校，还是学校建立自身的校园警察机构，展开了激烈的争论和研究。最后决定在规模较大的学校，由学校建立校园警察机构，治理校园安全。同时由于学者的研究和推动作用，美国在 1990 年公布实施了《校园安全保卫法》，使校园安全治理有了执法依据。

而在国内，在学校周边安全管理理论方面起步较晚，但在各学者、专家的努力下也取得了一些成果。就目前来说，不论从中央还是地方，从理论研究还是具体的学校安全工作，学校周边安全管理都是人们十分重视和关注的热点。国家十分重视学校安全，校园安全在立法上已取得初步成效。例如《国家突发公共事件总体应急预案》以及《教育系统突发公共事件应急预案》等等。总的来说，尽管我国关于学校安全方面的法律规范和制度不多，仍需进一步完善，但上述由国家制定和颁布的法律、政策和制度也表明了国家对学校周边安全管理的重视。

2. 目前学校周边安全管理的现状分析

（1）近期学校周边安全事件回顾

2012年9月3日，陕西省富平县一16岁少年管某成为高职一年级新生仅仅3天后，因琐事在教室里遭4名同学群殴致死。

2012年6月25日，湖南长沙市一19岁保安彭中政强奸并杀害高二女生小芬（化名），事后放火焚尸。

2012年6月17日，一黑客盗取华中科技大学女生证件照，建"比美"网站。

······

以上学校周边安全事故折射出来的转型期的社会问题值得我们反思，然而学校周边安全管理过程中所暴露出来的问题更不容忽视。

（2）目前关于校园周边安全的研究现状评价

第一，关于校园安全管理问题方面，已有的专著与手册详细得阐明了校园安全管理的内容，许多学者从各个层面论述了学校安全管理所存在的问题及原因。蔡少铿在《关于校园安全防控的思考》中，对于校园安全问题产生的原因总结如下：一是国际恐怖犯罪对我国社会层面的影响；二是社会转型时期各种不安定因素对校园安全的影响；三是政府、教育主管部门对学校安全重视关注不够；四是学生缺少防范意识，学校教育思想存在问题。冯巧丹在《关于进一步加强校园安全的思考》一文中列出当前校园安全管理所存在的问题原因：一是社会严峻的治安形势对校园安全造成冲击；二是学校资金不足，安全防范经费缺乏；三是校园安全保卫领导体制较为紊乱。

第二，关于校园安全管理的对策研究主要集中在校园安全立法的研究、校园安全管理模式的探讨、校园安全防控体系的研究和校园安全文化建设的研究四个方面。刘士国等在《当前我国校园安全立法若干理论问题研究》中探讨了当前我国校园安全立法的若干理论问题，从我国校园安全的特点出发论述了我国校园安全立法的紧迫性和可行性，认为我国校园安全专项立法具有相当的理论和实践基础，从而提出了三条立法原则：一是从我国实际出发的原则；二是合理界定学校及相关部门的法律地位；三是积极借鉴吸收国外先进的立法经验。谭武权《在浅谈构建校园安全立体管理模式》中从安全管理机构网络化、宣传常规化、机制科学化这三个方面深入浅出地对如何构建立体校园安全管理模式进行了探讨，表明了通过"领导重视、目标明确、措施具体、管理到位"等四个步骤来确保高校校园安全的立场。张啸在《新型校园安全防控体系的构建思路》中通过对高校安全问题的主要表现形式和高校校园安全问题出现的原因进行了分析，针对人防、物防和技防建设，从六个方面提出了构建校园安全防范体系的途径：一是建立完善的保卫组织体系和科学的管理制度体系；二是加大资金投入，建设校园安全基础设施体系；三是建立专业化保安队伍；四是建立科技防范体系；五是组建"网警"队伍；六是建立科学、高效的管理指挥网。朱翔天

在《从文化的内涵浅析校园安全文化及其建设》中从文化的结构和含义入手，分析了安全文化和校园安全文化的含义与结构，阐述了校园安全文化建设的内涵，指出与校园安全文化的三个层面相对应校园安全文化建设的途径：一是加强校园安全硬件设施建设（与校园安全物态文化相对应）；二是完善校园安全规章制度（与校园安全制度文化相对应）；三是开展安全教育和安全文化宣传活动（与校园安全观念文化相对应）。

可以看出，目前的研究主要集中在学校安全的宏观方面，而对于学校周边安全管理的细致研究鲜见报道。更进一步，目前对于学校安全现状的研究多是对学校安全实践层面方面的梳理概括，缺乏对于学校安全现状的反思及其深层原因的分析。因此，提出对策建议也停留在安全教育和机制保障等方面，过于笼统，只停留在理论层面，操作起来没有具体参照标准。实际上，学校周边安全管理具有随机性、突发性和动态可变性等特点，并不都是靠传统的安全教育和机制保障就能解决，而是需要结合学校自身实际和学校周边社会环境综合考虑，实事求是，因地制宜，实施具体、有效、可操作性强的学校周边安全管理措施。这正是本文研究的一个很好的切入点和独特的角度，我们期望对学校周边安全问题这一问题作较为深入细致的剖析，为进一步优化现有校园安全文化的培育策略提供全面和有效的对策。

3."因地制宜"视角下加强学校周边安全管理

（1）不同自然地理条件下学校周边安全的管理

据教育部 2011 年全国教育事业发展统计公报显示,目前我国共有普通高等学校 2409 所(含独立学院 309 所)。另一方面,我国自古以来就是一个自然灾害频发的国家。我国的自然灾害具有"种类多""频率高""分布范围广""地域差异大"的特点。总体来讲,沿海地区以台风、风暴潮、暴雨、洪涝、干旱、海水入侵、地震等灾害类型为主;内地地区以暴雨、洪涝、干旱、地震、滑坡、泥石流、水土流失、风沙等灾害类型为主;北方地区以暴雨、洪涝、干旱、地震、沙尘暴、寒潮等灾害类型为主;南方地区则以暴雨、洪涝、干旱、台风、地震、滑坡、泥石流等灾害类型为主。不同区域的各类自然灾害给当地的学校周边安全管理敲响了警钟。

为了有效防范各类型自然灾害,各地教育行政部门和学校应因地制宜采取相应措施,切实加强学校周边安全管理,确保广大师生的人身安全。首先,应结合当地实际,针对地震、台风、洪水、雷击、泥石流、山体滑坡、校舍倒塌等灾害事故发生情况,在当地政府统一领导下,密切配合有关部门,积极采取有效防范措施或启动相应等级应急预案,确保师生安全。地震灾区复课和转移安置的学校要做好应对余震及洪水、泥石流、山体垮塌、传染病流行等次生灾害的防范工作。其次,应重点检查校址自然地质环境、抗震级别、防雷设施和校舍安全,及时消除安全隐患。对于暂时不能消除隐患的学校,可以适当调整上课时间、提前放假或将学生转移到安全场所上课。最后,应对全体师生集中开展校园周边安全教育。要在广大师生中普及预防各类自然灾害的基本知识,并针对地震、台风、雷击、暴雨、洪水、泥石流、山体滑坡、校舍倒塌等灾害事故,组织师生开展专门的紧急疏散和自救、互救与逃生演练活动。

(2)不同经济社会条件下学校周边安全的管理

城市(或市中心)学校和农村(或市郊)学校所面临的周边安全环境因其所处的经济社会条件不同而各异。商业化和思想多元化等现代社会趋势使得城市学校与社会的相互渗透更为全面和深入,这也使得城市学校周边安全管理变得更为复杂。纵观目前城市学校周边的安全环境,主要存在以下几大问题:一是交通安全问题。很多城市学校校门外随意摆摊设点,出店经营、占道经营,占据了人行道和路面,堵塞交通,严重危及外出师生们的生命安全。此外,学校附近有的车辆没有安全保证,存在着"黑出租"揽客营运、摩托车随意进出校园的现象。二是治安问题。由于城市学校的扩大与发展，学生人数的增多，学生也成了不法分子觊觎的对象，如校外人员入内盗窃、行凶抢劫以及诈骗等刑事案件亦有发生。城市学校周边有些地方还形成了不少私营网吧、小饭店、个体的出租房、赌博机室等，这些地方往往也是与学生相关的安全事件常发的地方。三是消防安全隐患。城市学校周边人群聚居密度高，相关部门对学校周边的超市、餐馆等场所的消防管理不到位，消防设施如消防器材、安全通道及标识等也都不同程度地存在配备不到位的问题。四是食品安全问题。城市学校周边存在大量诸如烤肉串、麻辣烫等卖零食的流动小摊小贩，所经营的食品基本没有任何安全保证，严重影响学生的身体健康。学生在遭遇食物中毒或其他损失后往往也无处维权。五是网络安全问题。网络在很多的城市学校都得到了普及，它在方便师生的同时也带来了安全的隐患。网上一些不文明、不道德甚至违法犯罪的有害信息都有可能引发学校的不稳定。因此，城市学校除了在加强学校安保工作和对学生进行法制安全教育外，更应该依托政府职能部门如公安、城管、交通、消防、卫生、工商、环保等，组成学校及周边综合治理小组，大力整治学校周边安全环境。

（3）多校区学校周边安全的管理

随着社会的发展和学校的扩招，多校区学校已经成为我国学校发展的一个趋势。可以预见，在相当长的一段时间内，我国教育大众化进程还会纵深发展，学校规模和校园的扩张仍然难以避免。多校区办学对于扩大办学规模、整合教育资源、提高办学效益、增强竞争优势产生了积极的作用。但多校区的办学格局，使学校周边安全管理面临新的困难与挑战，出现了许多新情况和新问题。从当前情况看，多校区学校周边安全管理主要有以下四个特点：一是多校区办学，增大了学校周边安全管理时空上的复杂性；二是异地办学和区域差异加大了学生安全教育管理的难度；三是较复杂的人员流动，增强了安全教育的难度和压力；四是多校区办学造成校园安全文化传承上的困难及师生互动缺乏。这些新特点说明了多校区学校周边安全管理工作的复杂性、艰巨性和长期性，必须与时俱进，实事求是，因地制宜，更加务实，有所创新，才能开创新时期多校区学校安全的新局面，适应学校和社会发展的要求。

首先，应明确校区定位，优化管理体制。目前校区功能定位有三种模式可供选择：职能模式、学院模式和混合模式；而多校区学校对各校区可能采用的三种行政管理模式为：条条管理、块块管理和条块结合。不同学校的不同校区可以根据自身办学实际与条件选择功能定位和行政管理模式。

其次，各校区间应建立校区周边安全信息共享及联动机制。由于各校区所处地区的差异，各校区周边安全管理工作重点也不尽相同，难以形成统一的管理模式，但各校区间应建立"纵向到底、横向到边"的安全信息共享，以便学校安全管理部门能够及时、准确获得可靠信息，及时掌握群体性、苗头性、倾向性的信息，确保学校整体的安全、和谐与稳定。

最后，应建立"校地共建"联动机制，构筑"人防、物防、技防"三位一体的防范体系。多校区办学，校区分散，每个校区往往分属于不同的地区，故每个校区的安全管理工作必须接受所在地区相关政府职能部门的指导和监督，而不同地区的相关政府职能部门在工作方法、工作要求和相关规章制度上可能各有各的不同。因此，每个校区应积极与所在地区的公安、城管、交通、消防、卫生、工商、环保等政府职能部门建立联系机制，加强对学校周边环境的监管，积极开展校园及周边社会治安综合治理活动，消除安全隐患，突发事件。

三、因人制宜

（一）"90后"学生的特点

"90后"学生是指1990年到1999年底出生的青少年。2008年开始，"90后"开始步入大学校门，各大高校开始进入从"80后"的大学时代进入"90后"的大学时代。每个时代的大学生都有其不同的特点，随着"80后"逐步磨尽锋芒，进入社会，处于科技飞速发展、社会价值观多样化、全球信息爆炸时代的"90后"逐渐成为大学校园的主力。由于社会和生活环境的变化，"90后"大学生和"70后""80后"大学生的特点在很多方面已有诸多的不同。教育讲求因材施教、因时制宜，因而对于新新时代的"90后"学生群体特点的研究对于做好学生管理与教育工作就显得至关重要。本节将针对"90后"学生的成长背景，"90后"学生的特点进行深入探讨。

1. "90后"的成长背景

（1）经济快速发展，国民生活水平显著提高，物质丰裕

"90后"成长于中国加速改革开放进程，国民经济快速发展的时代，人民生活

水平整体得到提高。市场经济在中国的加速发展，也使得市场上的商品丰富多样，层出不穷，同时，人民的需求和消费水平也在提高。因而，"90后"出生于一个物质极大丰裕的时代，他们表现出对于物质消费品的需求提高，并且父母的经济实力与购买力以及对独生子女的宠爱，也倾向于去满足孩子的物质消费需要。作为大多为独生子女的"90后"，特别是许多家庭把孩子看得比什么都重要，几乎成为家庭的中心和重心，全家人只要有可能，都会想尽一切办法满足孩子的需求。所以，"90后"孩子生长在一种物质优越的生活环境中。而且，科学技术更新迅速，在市场经济的竞争中，企业不断开发消费者的新需求，新异事物不断吸引着"90后"孩子的眼球，刺激着他们对新异的追求。

经济环境的新特点也塑造"90后"的心理和行为特征。他们既从市场经济中得到需求的满足，又受到新需求的刺激，使得他们具有从物质消费中获得心理满足、具有好奇心、喜欢标新立异、敢于尝试、容易欲求不满等特点。从另外一个方面，这种优越环境，其实是一种危险。会让更多的孩子缺少进取心，在生活上养成不良习惯，不知道怎样过日子，就乱过日子。许多年轻人，不再像上辈人那样一日三餐，而是把大量的消费花在吃零食之上，自我生存能力差，对贫困与饥饿缺少体验，甚至有的把大量的时间和金钱花在娱乐之上。

（2）社会变革加速，价值观多样化，知识信息爆炸

随着改革开放的进程，越来越多新事物、新观念涌入，社会面貌不再如过去那样的单一和纯粹，而是逐渐变得丰富多样。90年代，信息时代的到来，各种媒体，诸如报纸、杂志、书籍、电视、网络等，逐渐普遍化，来自全球各地的消息涌入，知识信息的搜索和获取变得越来越容易。这些信息、观念、事物良莠不齐，既有精华也有糟粕，所以具备一定的判断和甄别能力是非常重要。"90后"既从中汲取养分，丰富自己的知识，也会受到其中一些不良信息的影响，这样家庭、学校和社会的教育和帮助就显得非常重要。同时，"90后"的环境，将使他们与传统文化以及历史发生进一步的隔膜，特别是随着家庭婚姻的脆弱，父母离异，导致更多的年轻人，鄙视传统文化道德、传统思想，头脑中天生容易接收叛逆的东西。随着泛娱乐化时代到来，以及新娱乐文化或商业化的普遍影响，在年轻人心目中种下享乐主义的火

种。或是只有明星，才可能成为自己的偶像，而对社会上其他的人和事，产生隔膜、偏见和不理解，甚至缺乏应有的是非观念。

社会环境的新特点，使得"90后"不断地刷新知识与观念，修正自己的价值观，但同时也面临着困惑于对错判断、不知如何抉择、价值观混乱等问题。

（3）信息环境发展变化的产物

伴随着社会的飞速发展，媒体环境发生了显著的变化，互联网、移动电视、手机等新兴媒体大量涌现，网上聊天、短信、博客、播客等新的传播方式的流行，拓展了大众传媒的传播途径，也带来一些消极影响。第一，互联网络的发展，导致"90后"对网络过分依赖，造成个人心灵明显封闭，削弱了他们的价值判断和控制能力；第二，大众传媒的诱惑力和欺骗性，导致多数学生成为信息浊流的牺牲品；第三，国外信息资源的垄断和超量输出，对青少年心理形成了巨大的冲击，在一定程度上削弱了教育的效果；第四，大众传媒的市场化，使许多媒体为了争夺、迎合更多的受众，而流露出媚俗、猎奇的心态；追求利益使得假冒伪劣广告、虚假有偿新闻等现象屡禁不止。由于监督、监控和管理技术尚不完备，致使一些大众传媒的不良倾向越来越明显，导致了青少年心理扭曲和价值观念的偏差。

（4）多样化教育机构的影响增强学生的竞争压力

从20世纪90年代开始，不仅公立校极大发展，而且民办学校如雨后春笋在全国各地兴起。如今，民办学校再也不是公立学校的陪衬，它们提出新兴的办学理念，着重实践与应用，以就业为导向，同样显示出很大的竞争实力。因而，"90后"对于学校和教育机构有着更大的选择范围，求学机会得到很大提高。然而，中国人口数量大，学校里的竞争的激烈程度有增无减，同时，毕业后的就业机会还是十分紧缺，因而，家长从小就不愿孩子输在起跑线上，想法设法让孩子学习各种才艺，上各种补习班，"90后"孩子成长中的学习负担越来越重，同时又面临着学校的竞争。

（5）家庭结构的变化

"90后"的家庭是祖辈经受麋战与磨难，父辈历经奋斗与改变，在两代人分别体验生死与贫苦后，这类家庭往往趋向于对孩子的过分呵护，导致大多数"90后"的大学生自我意识增强，以自我为中心、合作意识淡薄，缺乏艰苦奋斗的毅力和居安思危的责任感；"90 后"的大部分都是独生子女，除父母外，亲情观相对淡薄，性格孤僻；随着社会收入分配差距拉大，不同社会阶层的家庭环境差异很大，父母对社会现状的看法和情绪，在一定程度上影响青年学生思想观念的形成，导致"90 后"大学生在思想和心理上的多元化；家庭内部问题，尤其是离婚率的不断上升，使部分"90 后"经历了家庭解体的打击，造成他们性格和心理上的某些缺失和成长中的断位。与此相关，很多"90 后"缺乏磨难教育和挫折考验，逆反心理特别强，容易产生心理问题。 如此一来，"90 后"在家庭成长中越来越缺乏同辈的陪伴。加上父母和祖父母的溺爱，使得他们缺乏与同辈沟通、相处的技巧，显得自私、自我中心。这也造成了他们时常感到孤独与无助。

2. "90 后"学生的特点

基于经济、社会、教育与家庭环境的变化与新特点，"90 后"学生表现出不同于"80 后""70 后"的新特点。

（1）从认知方面来看

①自我意识增强，注重自我发展。认知在狭义的一般层面就是对善恶、对错、美丑的认识。"90 后"一代大学生，在明辨是非，判断善恶、美丑时常常逆向而行、悖与常理。他们善恶分明但有时善恶不分，他们敢爱敢恨，果敢直接，但却是无法真正判断是非对错，经常是错号入座。从某种程度上可以说，他们思想和价值观更加趋于功利性，常常以自我为中心，趋利避害。另外，"我的世界，我做主"这句话贴切地道出了"90 后"的心声，"我"字是他们口中出现频率最高的字。在某校一次关于"理想与奋斗"的主题班会上，30 名班级成员每人写下的座右铭中，第一人称的"我"字出现了 33 次，他们对自我意识表达愿望的强烈程度可见一斑。由于"90 后"自我和自主意识的提高，网络信息时代的到来，也为认识自己、丰富自我、未来规划提供了便利途径，使他们能够在了解自己的基础上自主地进行学习和职业规划，促进自我发展。然后，过度的自我意识也会导致"90 后"学生的自我中心化。

②具有强烈的好奇心与创造力。改革开放，科学技术快速发展，新事物层出不穷，吸引了喜欢标新立异的"90 后"对新兴事物的好奇心与猎奇心理。他们对新事物抱有开放性的态度，不害怕不断地刷新新知识、新观念，具有很强的学习与模仿能力。

同时，他们又不满足于现状，不愿意因循守旧，而是渴望突破传统，打破常规，张扬个性。因而，"90后"学生都崇尚创新精神，具有创新意识和较强的创新能力，这也正好适应了21世纪知识经济对创新的需求。然而，强烈的好奇心和打破常规，也可能会导致他们受到一些不良信息的影响和腐蚀。

③思想活跃，价值观多样化并不断变化。"90后"学生生活在网络时代，信息全球化、即时化的特点使得他们接触到的信息更加多元化。这也使得"90后"学生接受新事物的能力很强、知识面宽、视野很广阔，也使得他们的心智发展相对超前，因而，思想和想法十分活跃。他们的观念和价值观也会因不断地接触新信息、新事物而更新改变，呈现多样化。然而，在这过程中，"90后"学生没有得到社会、学校和家庭的正确引导和帮助，很可能会导致世界观的困惑、价值观混乱、选择困难。

（2）从情感方面来看

"90后"学生的情感内容十分丰富且内心敏感。

由于"90后"接触的事物和信息繁多，既有令人兴奋的、愉快的，也有令人担忧的、悲伤的等，这使得他们的情感体验十分丰富多样。他们会使用多种的方式来表达与抒发情感，比如唱歌、写作、绘画、拍照等，涌现出"90后"的"文艺范儿"。然而，由于独生子女的成长中，由于受到长辈溺爱或压力，或缺乏同辈交流等原因，"90后"表现出强烈的自尊心，并且情感敏感，很容易因为一些批评或不如意的事情而长时间放在心理，导致负面情绪，甚至自残或自杀、伤害他人的行为。

（3）从行为方面看

"90后"大学生在行为上表现出很高的自主性，他们渴望独立也表现得过早成熟，但实际是他们依赖心理强，抗挫能力差，假性成熟。他们渴望独立，具有较强叛逆意识，缺乏独立生存的能力，无法摆脱对家庭和他人的依赖；"90后"大学生基本都是独生子女，衣食无忧，自我意识很强，不太考虑别人的感受。他们特立独行、张扬个性，缺乏团队忠诚感；90后乐于接受新鲜事物，行为表现成熟，心理脆弱，因为他们表现出的心理成熟与社会实际的要求相差甚远；大多数"90后"大学生心理素质偏弱，抗压能力明显不足。调查显示："有72.3%的人表示在遭遇挫折后，自己心理会留下阴影。甚至有5.1%的同学表示自己会因此一蹶不振。"

对于"90后"学生群体，一个带有普遍性的判断可以概括为他们在生理、心理和政治、经济、社会意义上都具有成长性和发展性，生理和心理都处于发展期，在社会发展和变革等方面代表着未来，在显示生活中扮演着学习者和创新者等多重角色。多重角色意味着他们的行为风格不可能是单一或者单向的，而且作为社会总体文化的发展者和学习者，以及作为现实文化一定程度的叛逆者和批判者，决定了"90后"学生的群体风格一定是带有矛盾性和有机复合体。主要表现在如下几个方面：

①务实有略显功利的自我发展行为。从就业方面来看，面对激烈的就业形势，"90后"也非常关注自我发展与提高，自我丰富与能力培养，以适应就业的要求，能够在今后谋取一个好的职位，掌握就业的制高点与主动权。调查所发现的数据，很好地证明了这点：除专业学习之外，有 59.5% 的学生参加课外培训或学习，首要的目的就是求职的需要。在培训项目中，学生参加英语类培训的比例为 60.7%，参加第二外语的比例为 35.3%，参加职业认证培训的比例为 32.0%，参加计算机培训的比例为 29.4%。与此同时，九成学生在意学习成绩，近四成学生认为成绩能提高个人竞争力，37.3% 的学生认为成绩是他人和社会评价自己的主要标准，36.6% 的学生认为成绩是获得机会的主要条件（如出国、读研等）。与以往的大学生相比，"90后"学生高学历期待减少，近八成学生有专业学习以外的自主学习目标。目前，学生期望最高学历是硕士和博士的比例为 38.3%、12.9%（2003 年的数据分别为 47.0%、31.3%），大学生对高学历的期望有所降低。

从个人价值观与理想的选择方面来看，"90后"学生偏向于有利于个人发展和实惠的价值和行为选择，但同时也尊重和服从国家和集体利益。在人生目标上，他们偏向于选择个人目标大于社会目标。他们希望通过理想进行自我实现，但是理想又显得有些较追求短期化。相关调查研究显示，当问到"90后"关于"你的个人未来发展目标是什么样的"时，37.5% 的学生选择"快乐度过每一天"，28.7% 的学生选择"个人发展与事业有成"，25.4% 的学生选择"赚钱孝敬父母"。由此可见，"90后"学生的理想目标的选择更加注重现实。

②开放而又略感孤独的人际交往行为。"90后"学生乐于接受新鲜事物，对新事物保持开放态度，这是使得他们乐于在新的环境中建立新的人际关系，希望融入

新的交友圈，结交新的朋友，同时也希望得到他人的尊重与认同。由此可见，"90后"对于人际关系是抱有乐观和开放的态度的。然而，调查也显示，在人际交往行为中，"90后"学生也遇到一系列的不适应和困难。据调查，26.7%的学生能够正常交往，而高达73.3%的学生存在不同程度的交往问题或障碍：一是技术障碍，如缺乏与人沟通与交流的技巧；二是心理障碍，如自卑、害羞、社交焦虑等。另一项调查研究显示，77.4%的学生感到缺乏知心朋友，会因无人倾述而觉得"莫名空虚"和"无助"；38.8%的学生认为"家长限制自己的行为自由，不重视自己的心里的想法"是与家长沟通不畅的原因；还有25.5%的学生则认为自己与家长之间存在"代沟"。

③积极而又带有鲜明个性的社会参与行为。"90后"学生对于社会需要和社会服务表现出积极参与的行为。调查显示，在参加社会公益活动方面，28.2%的"90后"学生表示"经常主动参加"、50.1%表示"看到或碰到才会参加"、18.6%表示"视情况而定"、3.1%"不参加，觉得没意思"，这表明对于社会需要与社会服务至少近八成的"90后"学生愿意参与和支持。同时，有调查显示，"90后"参与社会服务是主要行为和途径是志愿服务，入学后有65.5%的学生参加过志愿服务。他们参加志愿服务的原因依次为：助人为乐、服务社会（46.1%），丰富人生经验（41.1%）。58.4%的学生认为参加志愿服务是对大学生人生发展的基本要求，28.3%的学生认为志愿服务是可做可不做的自愿行为，11.0%的学生认为志愿服务是青年学生的一种时尚行为，仅有2.4%的学生认为支援服务是强加于大学生的过分要求。

此外，"90后"的行为特征还有很多，比如网络高频率的使用行为、即成熟稳重又幼稚而冲动的行为特征、既勤勉努力又害怕吃苦的行为特征、既喜欢自我表现又有些害羞担心被别人评价的行为特征、主张平等又追求民主的行为，等等。

（4）从思维方面看

受到各种思潮熏染的"90后"思维前卫、观念超前、"世故圆滑"。在信息爆炸时代成长起来的"90后"，接受的海量信息使他们的思想更为早熟，对事物有自己独特的见解。他们在讨论问题时观点深刻、逻辑严密，善于表达，存在强迫自己用成年人的思维考虑问题的倾向。信息和知识丰富，内心的空虚，导致更多的"90后"从童年就开始变老，懂得成人世界的规则。受到负面效应冲击的他们，看似复杂圆滑，却又表现的直接暴露，多给人班门弄斧的感觉。看似复杂圆滑的他们其实是冲动又极端，单纯而又脆弱。

（二）学生活动中注重对学生的个性化指导

近年来，社会各界对大学生全面素质、综合能力的关注度越来越高，教育工作者们也越来越重视对大学生综合素质的培养。同时，高校的教育体制也不断进行深化改革，高校对学生的培养也不再局限于专业知识，而更注重培养学生的能力，特别是学以致用、理论联系实践的能力。学生活动是大学生生活和学习的重要组成部分，也是学生全面发展、学习实践的平台。学生活动不仅能够丰富课余生活，还能增进人际交往，提高能力和素质，培养兴趣爱好。因而，开办好有趣、有意义的学生活动对于大学生专业的培养、自身能力和修养的提高是非常重要的。本节注重探讨大学生活动的现状及存在问题以及如何对学生活动进行个性化指导。

1. 大学生活动的现状及存在问题

如今，大学开展的学生活动可谓丰富多彩，有文艺方面的，如歌唱比赛、书画评比与展览、象棋比赛等；有体育方面的，如趣味运动会、定向越野、羽毛球比赛、户外拓展等；有专业方面的，如说课比赛、PPT 制作竞赛、心理健康月等；有娱乐休闲方面的，如电影评析、校内游园活动等；还有与就业相关的活动，如职业技能竞赛、创业计划大赛等。举办活动的组织主要有依托于学校和学院的学生会、团委、学生社团等。参与活动的学生可以是全校学生或全院学生，也可以是社团会员、爱好者等。学生活动虽然数量和种类繁多，但是其策划、组织和举办等方面仍然存在许多问题：

（1）活动虽数量和种类多样，但是形式较为单一，创新性不足

大学生活动虽然数量很多，种类也不少，但是活动的形式还是比较单一，多以竞赛、讲座为主。而且，活动大多缺乏新意，显得比较老套，创新性不足，很难吸引学生来参与。

（2）学生参加活动的动机不稳定

有高校学院对影响学生参加课外活动的因素进行调查，结果显示：兴趣占81.2%，时间占 64.7%，学习占 48.1%，心情占 26.1%。由此可见，学生在参加课外活动时，首要考虑的是自己的兴趣和时间，但这两个因素往往很不稳定，会随着学期

和学习经历而产生很大差异。通常，新生入学时，对各种活动都抱有很大的新鲜感，表现出对参与活动的兴趣，而随着时间的推移会觉得其实学校的这些活动也不过如此，而且课业压力、专业学习以及就业压力占用了许多时间，学生参与活动的热情度和积极性显著下降。

（3）许多活动只注重形式，而缺乏实质内涵，科研类活动较少

诸多高校为了搞活动而搞活动，忽视活动的目的性、意义性，注重数量而不重视质量，导致活动效率低下，虽然投入了很多时间和精力，但是轰轰烈烈之后，对于学生似乎什么影响都没有留下。而且，高校学生活动多以文娱类活动为主，具有科技性、研究性、实践性、创新性的科研类活动相对较少。对有这方面兴趣爱好与特长的学生缺乏这样一个实践与展示的平台。

（4）活动得到专业老师的指导较少，制度建设力度不够

学生组织虽然有配套专业的指导老师，但是由于老师自身工作繁忙，常常无暇顾及学生活动的举办情况，提供的指导非常有限。这可能导致活动缺乏计划与统筹，缺乏有效的组织管理。同时，学生工作体制也显得不够规范，活动常常在计划、上报和审批上没有一个有效的流程，常常临时通知举办活动、活动杂堆举行，导致学生疲于奔命，首尾不相顾，最大导致许多活动的举办知识应付了事，活动质量上不去。

如何对学生活动进行个性化指导学生活动个性化指导指的是关注学生的需求与兴趣，根据学生的个性特征、兴趣爱好、能力和素质培养需要等，进行学生活动的指导、策划、组织与举办。对学生活动进行个性化指导可以注重从如下方面进行努力：

①进行在学生群体中进行活动需求的调查与分析

只有对"80后"与"90后"大学生进行必要的对比分析，才能因材施教，有针对性作好"90后"大学生的学生工作。"80后"和"90后"大学生的区别主要表现在以下方面：首先是文化差异。"80后"是在传统熏陶和外来文化冲击的环境中成长起来的，在心理上经历东方和西方文化的搏争，他们虽然秉承中国传统的美德与道德的准线，但不时又不情愿地陷入西方的价值与思维的陷阱之中。"90后"的成长过程是完全与中国文化脱钩的，"90后"心理深处中国文化的烙印日渐减少，这从他们的各种内在和外在表现显露无疑；其次是生活差异。"80后"的人比"90后"

的人的生活相对而言条件艰苦一些，所以"80后"的人大部分还能做吃苦耐劳的事情，意志也坚强一些。"90后"的人大部分是在父母的宠爱中长大，没有受过什么挫折，唯我主义思想比较重，这些都要在社会中受到挫折之后才能慢慢改正。从心理学角度上讲，14岁前人的性格和思维方式基本上就定型了。那么"80后"和"90后"两群体在性格定型到成熟的过程中会有多大的差异，是向健康的趋向踏进还是跌入晦暗的深处这就完全取决于我们的教育与心理疏导的实施。度过了高中阶段的"90后"大学生，高校已成为他们心理健康成熟的最后阶段，出于教师的本职、道德和责任，我们绝不能把假性成熟甚至心理缺陷的大学生交给社会。

同时，许多学生活动的组织不是依照学校旧有传统，就是模仿其他院校，很多活动的策划脱离学生的实际需要与兴趣。因而，在举办活动之前对先对活动需求进行调研就显得非常重要。活动需求分析可以采用调查问卷形式，除了选择题以外，通过问答的形式要求学生写出自己的想法和建议。这样可以根据学生的需求和兴趣举办相应的活动，既满足学生的需要，又提供学生的活动参与度，使活动更有意义，更具针对性。同时，也可对学生进行群体划分，如专业、兴趣爱好、能力结构等，举办针对某类群体的活动。

②加强活动的创新，增强活动的内涵，保证活动的质量

科学发展观的核心是"以人为本"，发展的终极目的是获得人的全面发展。高校学生活动不应全然固守旧有的老传统，而应注重活动的创新性，鼓励学生组织成员甚至组织以外的学生提出好的想法与创意，张扬出青春的活力与个性，为学生活动注入生机与活力。高校的学生活动要坚持人文关怀与历练教育相结合。首先，加大人文关怀，缓解心理落差。调查显示：在"90后"大学生中仍存在较大比例的贫富差距，贫富差距的存在就意味着不等式在某些层面的存在，这对于还没有心理成熟的"90后"大学生一定会产生心理压力和认识误区，此时的对位关怀不仅能缓解物质上的压力更是一剂平衡心理落差的良药。其次，"90后"大学生相比"80后"大学生更表现得"眼高手低"，不能充分准确地认识自我，这几乎是"90后"大学生的心理通病。对此，我们应该从"90后"大学生步入大学校园开始，就对其有针对性地进行以困难挫折为主题的历练教育，创设实际或模拟现实的实践机会，使"90

后"大学生在一入学时起就学会准确认识自我的实际应对能力，为踏实学习和勤奋实践打好第一步基础。同时，提供活动的内涵非常重要，应明确活动的目标，使活动对于参与者来说是能够获得真实的收获与感受的，比如美的体验、知识的学习、能力的提高等，而不是流于形式和活动举办本身。当然，活动质量的把关非常重要，活动不在于数量的多少，而在于活动举办的效果如何。这不仅需要活动经费、时间与精力的投入，还具有活动背后的组织提高管理水平。

③坚持传统文化和传媒引导相结合的方式，同时，加强指导老师对于活动的专业和个性化指导

首先，"90后"大学生传统文化的缺失是一种迫在眉睫需要解决的现象，在这一点上我们能做的不仅是言传还更应有身教。在不断进行传统美育的同时还应注重自身职业品行的修养，凭此，才能做到好炉炼好钢，好师育俊才。其次，正确引导"90后"大学生理性对待非主流文化。有主流文化就一定存在非主流文化，而非主流文化本身并不存在对与错，就像有人性格内向有人外向，这就在于个人和群体如何的认识和利用。作为高校的学生教育工作者姑且将非主流文化分为社会和校园两种。对于"90后"大学生我们要教育他们认识到社会的非主流文化对人本身的发展有一定影响，但绝不能将非主流视为一种时尚，好在这种认识并不占"90后"大学生的多数。另外就是校园的非主流文化，如课桌文化、宿舍文化、食堂文化甚至是厕所文化，因此，指导老师对于学生活动应起到指引、把关和建议的作用。在对活动的个性化指导中，学生组织的指导老师的作用显得尤为重要。指导老师应该鼓励学生张扬个性，积极提出个性化活动的建议与策划方案，并提供专业指导建议，帮助活动能够切实地落到实处，并加强对学生组织的管理与制度建设，保证个性化活动的组织支持。

④改革学生工作制度，坚持目标引导和层次化教育

学生工作的制度影响到学生活动的审批、经费开支以及活动的统筹策划、形式类型、构成成分等。对学生活动的个性化指导一定改革传统僵化的学生工作制度，建立鼓励个性化、充满生机活力与灵活性、又注重流程效率与管理规范性的制度。这样才能为个性化学生活动指导提供有力的政策和体制支持，而不是使得好的活动想法与策划由于制度审批不通过或者经费不足而无法得到落实。

另外，高校要加强"90后"大学生的目标引导，明确自己的奋斗目标，并努力去实践。注重层次化教育。"最有效的教育方式是'因材施教'，高校可采取问卷调查、集体交流、个别谈心等多种方式，了解分析受教育者的不同特点。"一是坚持从学生的实际出发，实施阶段性教育。在大学适应期，对学生进行成才方向教育，重点开展学生的学习、生活指导工作。通过开展针对新生的学习、生活指导讲座、定期召开新老生经验交流会等活动，使学生在思想上认识学习的重要性，稳定专业思想，明确学习任务，端正学习态度、强化纪律意识。在目标确定期主要开展学生职业生涯教育和分层次教育。通过一系列活动，观察学生、接触学生、进一步帮助学生，因人施教，把个别指导和整体教育相结合作为重点工作，让学生了解自我、明确目标、扬长避短，向着既定目标稳步迈进。在目标实现期组织各种职业技能训练活动，针对学生的择业、就业开展各项工作，满足学生的自我实现要求，实现大学既定目标，为学生的成才创造有利条件。在毕业前期，最主要的是对学生进行建功立业教育，使他们树立正确的工作观、事业观。通过毕业典礼，开展为母校做贡献等主题活动，将学生远大理想与现实目标结合起来，树立为教育事业奉献的决心和信念。

⑤依托学校科研机构，举办创新工坊和科研类活动，增强网络教育

由于学校活动多为文娱类活动，爱好创新与科学研究的学生成为了受到学生活动所忽视的群体。个性化学生活动指导也应该注重这类学生需求，举办相应的创新工坊和科研类活动，吸引这部分学生的积极参与，发挥他们的优势特征，同时也可以在学校中兴起创新、科研之风，鼓励大学生关注科学研究与创新，积极开动脑筋进行探索与发现。

同时，高校的教育工作者在坚持传统教育的基础上，发挥网络平等、隐蔽、快捷、实时、互动的特点，通过网上培养、训练、辅导、咨询、测验、诊断、治疗等方式向"90后"大学生进行活动。比如，在心理层面，如应利用大学生心理管理系统接受学生的咨询。他们不用报姓名，无拘无束地与教师畅谈，然后按照老师给他们介绍的方法进行锻炼，为自己的心理"减负"，从而脱离困惑与烦恼。这种无声的交流，能产生"润物细无声"的效果，对治疗心理障碍起着非常重要的作用。

⑥个性化学生活动指导工作重点突出，目标明确

个性化学生活动要由传统的偏重思想政治教育工作转移到实现对学生思想、学习、生活、心理、就业等方面进行综合教育与服务的全覆盖。工作内容涉及思想政治教育、班级管理、心理健康教育、帮扶助困以及大学生生涯辅导等各个领域。辅导员要明确工作内容，掌握工作规律，促使各领域间相互联系、相互支撑，共同形成辅导员完备的思想政治教育工作体系。

素质教育方面定位在"德智体美劳"的全面素质教育。班级事务管理要有针对性。根据当前有的高校接连发生学生由于心理异常等原因自杀和致伤他人的严重事件的新情况，进一步加强班级事务的管理工作，了解和掌握高校学生思想政治状况，针对学生关心的热点、焦点问题，及时进行教育和引导，化解矛盾冲突，参与处理有关突发事件，维护好校园安全和稳定。心理健康教育要有普遍性。宣传普及心理健康知识，帮助每一位学生认识健康心理对自己成长成才的重要意义；介绍增进心理健康的方法和途径，帮助大学生培养良好的心理品质和自尊、自爱、自律、自强的优良品格，有效开发心理潜能，培养创新精神；解析心理现象，帮助大学生了解常见心理问题产生的主要原因及其表现，以科学的态度对待心理问题；传授心理调适方法，帮助大学生消除心理困惑，增强克服困难、承受挫折的能力，珍爱生命、关心集体，悦纳自己、善待他人。大学生涯辅导要突出阶段性特点。大学生涯辅导要以专业学习为核心，以积极就业为导向，以不同年级为阶段，加强就业指导和服务，为学生提供高效优质的就业指导和信息服务，帮助学生树立正确的就业观念，以充足的心理准备，正确面对工作压力和市场竞争。例如：在积极引导学生以搞好专业学习的基础上，大一引导学生发现自己的特点和优势，大二引导学生扩展自己的职业视野，大三引导学生对自己的学业走向有清晰的定位，大四引导学生选择好自己的职业。最后，将学生活动和专业教学结合起来，整合有限的资源，既使教学形式多样化，教学效果得到及时的检查；同时，学生活动又有经费保障，专业教师的支持，学生踊跃参与，既能保障效果，又不会和教学相冲突，两者科学地结合起来，是出于良性发展的。这保证了大学教学工作和学生活动的相互促进，有机结合，既不会耽误专业学习，又促进学习的趣味性，活动的参与性。学生参与活动又可以发挥其主动学习与实践的积极性，促进专业学习，学以致用，知行统一。这就要求活动注重不同专业学生的能力结构要求、专业素质修养，有针对性地进行策划组织，比如形象设计大赛、礼仪修养培训、人才招聘模拟等。

⑦把个性化学生活动指导与个性化就业指导有机结合起来

学生活动与就业接轨是一个很有益的形式，这对于大学生今后就业找工作一种实践、训练与演练。比如举办职业能力竞赛、模拟招聘、说课比赛、创业计划大赛等。同时，也可以针对就业难、就业形势严峻、就业技巧、企业用人要求等议题开展相应的活动，如就业指导讲座、企业宣讲会等。

⑧重视学生活动的个性化指导还应注重对策划组织活动的学生组织成员进行个性化指导、培训与管理

学生组织成员是策划与组织学生活动与工作的主力，因而，根据其性格特征、能力结构、优势特长进行个性化管理，提供个性化指导与培训非常重要。这就牵涉到学生组织的用人机制，做到"人职匹配"。对于学生组织成员的个性化管理体现在学生工作的各个环节，首先是根据组织结构和需要招募学生成员时可通过面试、人才测评等方式了解其优势特长与性格特征，以及其对学生组织的期待，能为组织做什么，希望从中获得什么，提高和培养哪方面能力等，并且为其建立个性化档案，并且在今后用人时期注重成员个性与才能的发挥，提供相关机会和培训，注重其需求的满足，能力的培养，切实做到对学生组织成员的个性化指导。专门培养专业化的学生指导老师和学生组织主力。专业化的学生主力不仅可以提高学校德育工作的实效性， 还会影响一批学生的未来。从一些高校的教育实践来看，专业化程度高能有的放矢。比如，心理健康教育、学生生涯规划以及学生事务管理等方面配备专业化辅导员，通过专业化分工与协作，真正实现辅导员思想政治教育工作的专业化和职业化建设。加强指导老师和学生基本素质和专业素质的培养， 使其对学生思想政治教育工作的某一或两个领域内的知识有比较全面深入的了解。通过对学生思想政治教育理论与方法的针对性研究， 使其对该领域内的实践经验有着丰富的积累，从而有能力根据形势的变化为学生提供正确的人生指导与帮助，切实成为学生思想政治工作的理论研究者和实际践行者。尤其使指导老师由"经验型"转变为"研究型"，由"保姆"、"服务员"转变为思想政治教育的"专家"。

（三）就业工作中注重对学生的个性化指导

随着高等教育大众化的发展，每年从各大高校毕业的大学生越来越多，因此而产生的就业压力也越来越大。据资料显示，由于全球金融危机的影响，2008 年毕业大学生实际就业率不到 70%。许多大学生由于没有得到正确的就业指导，常常出现如下现象：对就业抱有盲目乐观或盲目悲观的态度，或对理想的职位追求过高偏离现实，或一窝蜂扎堆某些职业和岗位，或者不了解自己和岗位而盲目就业等，这就导致很大一部分大学生就业失败、失业或人岗不匹配。如今，大学生就业困难已成为国家政府和各高校所面临的的重大问题，加强对大学生进行有效的就业指导刻不容缓。

1. 大学生就业指导的现状及所存在的问题

近年来，各高校已经开始提高对大学生就业指导的重视力度，并积极开展了一系列就业指导措施，例如：设置专门的就业指导机构和辅导老师、开办就业指导讲座等。然而，高校的就业指导仍然存在诸多问题和不足，具体有以下表现。

（1）对大学生就业指导依然重视不够，投入不足，注重形式，忽视务实

许多高校对就业指导的认识比较片面，认为就业指导就是在临近毕业的时候请一些专职老师开设几场就业辅导讲座，在学校网络上发布一些就业信息就好了。却没有把就业指导当是贯穿整个大学四年的指导项目，也就显得有些"临时抱佛脚"，缺乏长远连贯的就业规划理念。同时，高校的就业指导显得有些形式化，而不重视实际效用，常常只是在做一些表面工作，缺乏对指导结果有效性的考察。而且，高校对就业情况的关注只注重就业率本身，即毕业生是否找到工作，却缺乏对就业质量的关注，即毕业生是否找到适合自己的职业，是否人职匹配，是否对就业满意等等。

（2）从事就业指导工作的师资队伍建设滞后

高校中从事就业指导工作的老师常常是刚刚走上岗位的年轻教师，他们本身也相对缺乏就业指导的经验，同时也不是研究大学生就业指导的专业人士。而且，许多指导老师常常受到日常事务，或只是兼职老师，这又影响了其对学生就业工作进行深入研究。因而，从事就业指导工作的师资队伍已跟不上时代要求。

（3）就业指导单一化缺乏多样化和针对性

高校对大学生就业的指导多般是把全校大学生看作是一个单一的群体，提供统

一的辅导课程与讲座，主要关注的是大学生就业的共性、普遍性而非个性，因而显得十分笼统。这种就业指导的理念和形式忽视了对不同个性特征、优势特长、专业性质与能力知识结构的学生的有针对性、个性化的指导，这样可能会影响到大学生找到真正适合自己的岗位。

（4）个性化就业指导具备全体性、全面性、多样化和主体性的特点

一是全体性。个性化就业指导不是单纯的为个体而进行的就业指导，而是面向全体的，是在解决全体大学生共性问题的基础上，满足群体或个体的就业需求；二是全面性。个性化就业指导不仅仅是就业工作本身的指导，而且还通过就业过程中的反馈信息直接或间接地推动学校的教育教学改革，并以此实现对学生的全面培养；三是多样性。个性化就业指导不是整体划一，而是具有层次性、倾斜性、差异性的；四是主体性。个性化就业指导是尊重学生自身发展的内心需要，激发其内在动力和积极性，挖掘其自身潜力，促进其主动、有计划、有步骤地全面发展；五是针对性。个性化就业指导是根据不同群体或个体的不同需要而展开的，对不同的需要必须采取不同的指导方式

2. 个性化就业指导的含义

如今，市场经济快速发展，大学毕业生数量急剧增多，就业形势异常严峻。个性化就业指导是近几年来应对大学生就业困难所提出来新概念。

所谓大学生的个性化就业指导，一般认为就是根据学生个人的实际情况，指导和帮助他们正确认识自己所掌握的专业知识结构以及自身的性格和特长，对就业期望进行符合自身实际的科学定位，以减少其择业的盲目性和就业随意性，提高就业的成功率。也就是说，在宏观就业指导基础上，对个体进行的有针对性的、全面的、细致的、系统的全过程的指导，是宏观就业指导的延续和补充。宏观上的就业指导一般包括就业政策、就业形势、相关行业介绍、简历撰写、求知技巧等内容，有些高校还安排了职业生涯规划、职业生涯管理等课程。一般以讲课等形式传授给学生。这些指导只能使学生对就业有一个粗略的认识，当具体到求职过程时，大多数学生仍然会遇到各种各样的问题，个性化就业指导就是随时随地对学生出现的问题进行指导和帮助。

对于大学生的个性化就业指导，不同的学者或文章还有许多不同的定义，但所有的定义都有一些共同的认识，即大学生就业指导要以人为本，要根据不同学生的个性特点、优势特长、知识能力进行有个性化、针对性的指导，以期使大学生能够找到真正适合自己的职业。对大学生进行个性化就业指导，体现了高等教育越来越重视以人为本，有利于大学生的就业，也有利于更好地实现人力资源的合理配置。

3. 加强高校个性化就业指导的方法

（1）从学生方面来看，要注重个性心理，树立正确的择业观

实施个性化就业指导的基础在于引导和帮助学生自我认识。帮助大学生进行自我认识有两个重要途径：

一是实施人才测评。人才测评包括心理测验、评价中心、面试和笔试等。其中心理测验是使用客观的心理量表对学生的性格特征、职业兴趣、优势特长等方面进行评估，它是个性化就业中不可缺少的一部分，在个性化就业中占据重要的基础性地位。它可以帮助学生客观地认识自己，根据自己的性格、兴趣、优势等来进行个性化的职业选择。另外，评价中心也是经常使用的测评方式，它主要是通过对学生在情境中所表现出来的特定行为进行观察和评估，以此来反映学生的角色特征、能力水平与解决问题的水平等。

二是通过职业咨询和职业心理咨询。职业咨询和职业心理咨询是两种各有侧重点的咨询形式。职业咨询侧重于关于职业和择业本身一些疑惑的解答、信息的补足，它更多通过启发、指导、解答、建议的方式进行。而职业心理咨询是学校心理咨询的重要一部分，侧重学生个人的发展，关注学生在职业选择中的心理问题，帮助学生进行自我认识。

同时，对于学生方面，树立正确的人生观、价值观与择业观也是非常重要的。人生观关乎一个人想要怎样度过自己的一生，而价值观指导人对事物进行评价和选择，因而，它们都是择业观的基础，树立正确的人生观和价值观有利于择业观的选择与树立。择业观也就是职业选择的价值观，除了一些适于所有学生的正确择业观，诸如长远性、社会性、适合性等，还要注重自身的价值观需求，比如有些人认为职业的安全性最重要，有些人认为职业的环境最重要，而有些人认为职业的发展空间

最重要等，对这些职业价值观的发掘有利于学生寻找适合自己需要的职业。

（2）教学与课程设置

教学是大学学习的重要和基本形式。个性化就业指导也需要教学与课程设置的配合。

① 在专业课中渗透就业指导。各门学科的专业课程教学渗透到就业指导之中，是对大学生进行就业指导的基本方法之一。专业课程不能只停留在教授专业知识与技能的层面上，而应该在讲授知识的过程中把该专业与真实情况下的职业结合起来，讲述该职业的职责是什么，需要哪种类型的人，工作环境如何，晋升途径，发展空间等，让学生能够全方面了解该职业的特征与需求，以为其就业提供参考。

②开设个性化就业指导课程和职业生涯规划课程。根据不同年级、不同专业或不同专业方向开设有针对性的就业指导课程。因为各年级、专业和专业方向有不同的教学计划、就业方向，所以就业课程要选择针对性的教学内容和教材，选择相应的任课老师，讲授不同的重点。

开设职业生涯规划的公选课。大学生职业生涯规划是指学生在大学期间进行系统的职业生涯规划的过程，在对其自身的职业生涯的主客观条件进行测定、分析、总结研究的基础上，对自己的兴趣、爱好、能力、特长、经历及不足等各方面进行综合分析与权衡，结合时代特点，根据自己的职业倾向，确定其最佳的职业奋斗目标，并为实现这一目标作出行之有效的安排。可见，大学生进行职业生涯规划对于其大学学习和实习的目标方向、择业就业具有至关重要的作用。开设择业一门选修课程可以使更多人了解职业生涯规划的重要性并掌握对自己的职业生涯进行规划的能力。

（3）就业指导教师队伍

就业指导需要专业的教师队伍进行实施，不仅包括校内的专业课教师、专职和兼职就业指导老师，还可以邀请校外企业人士参与学校就业指导工作。

许多专业课程教师是职业第一线退下来的具有较强实践经验的人员，对该行业的知识储备、职业素质、运作流程以及招聘要求都有着比较深入的了解，那么他们则可以在其课堂专业课程教学时穿插该方面的知识点的传授，让学生对职业内部运作情况有个直观的认识。同时，专业教师还可以参与到学校就业职业指导的研究工作中，为学校就业指导提供专业性的指导建议。

就业指导的专职或兼职老师是承担学生就业工作的主力。选拔多样的精干人员加入这支队伍中非常重要，这支队伍应该包括从事就业工作的专职人员、学科专业骨干教师以及从事心理学和社会学研究的人员等。这样能够保证就业工作从专业研究到实际经验在落实实施的多层次进行。

邀请校外企业人士作为学校就业指导的顾问对与企业用人单位形势接轨也是有很大帮助的。企业人士对企业招聘用人的机制非常了解，因而他们的经验对于在校大学生知识技能的学习、能力的培养、职业生涯的规划、心理素质的培养是十分有益的。同时，校外企业人士也可以提供为毕业生或在校学生一些企业的岗位或实习机会，亦可在学校物色合适的人才为企业所用。

各班级的辅导员老师在个性化就业指导中也发挥着导向作用。辅导员老师从学生进校一直到学生毕业与学生相处时间最长，最贴近学生，最了解学生，也最受学生信赖，所以辅导员老师应利用自身这一优势在个性化就业指导中起到培养就业观念的作用。辅导员老师对于学生的影响是贯穿整个大学生活四年的，因而在各个年级辅导员应对学生提供针对性的培养和帮助，引导学生积极认识自己、树立正确的择业观、提供自身的能力和素质，以适应就业要求。

（4）学校方面

学校方面所要做的是建设领导和实施个性化就业指导的就业指导中心。就业指导中心作为学校解决就业工作而常设的部门，其在大学生就业过程中所起到的作用是极为关键的。发挥好就业指导中心在个性化就业指导中的作用，提高指导中心老师的专业水平以外，还需要在如下方面进行个性化就业指导工作：

①为个性化就业指导提供多元化服务。

A. 个性化就业指导讲座：学校就业指导中心应该掌握每个时间段大学生最需要了解的那些问题，并有针对性开设就业讲座，而不是盲目而行。同时，就业指导讲座最好分校级的、院级和系级的，这样既可以笼统地讲授一些各专业适用的就业信息与技能，又可以分专业有针对性地提供就业指导。

B. 个性化就业网站：学校就业网站是由就业指导中心所建立的主要信息发布网

站。网站的建设也应该根据个性化就业指导的要求，按照专业、职业兴趣、行业等进行分类。同时，相应地提供一些就业技巧、招聘信息、简历撰写要求、面试要点等相关资料。

C. 学生职业生涯规划档案：学校就业指导中心可以提供"职业生涯规划"的网络平台。让每个学生从入校开始就建立个人的"职业生涯规划"档案。它使学生在了解职业生涯规划规划的目的、意义和理论的基础上，通过测验了解自己的个性特征、职业兴趣、能力结构等，然后制定自己的职业生涯规划，并在大学四年中进行网上跟踪。

D. 发布个性化就业信息：为大学生提供多角度全方位的信息是就业指导的重要内容。信息的发布内容可以是就业技巧、招聘信息、用人单位相关资料等，发布形式处理学校就业指导网站以外，还可以有诸多灵活有效的形式，比如手机短信、QQ群、学校就业信息栏等。信息发布方可以对作为收信方的学生进行按照专业、专业方向、职业兴趣等进行分类，以便有针对性地发布个性化就业信息。

E. 个性化就业培训：就业指导不仅是单纯的知识、理论的传授，而是注重学习者对就业指导的主动参与。个性化就业指导必须在整个大学生活中经常性组织相关的职业训练，比如组织生产实习、生产见习、参观访问用人单位、社会调查或服务、模拟面试、模拟招聘会、组织参观人才市场等。除此之外，还可以开展针对不同行业、职业和专业的职业技能培训，有针对性地提高就业技能。

F. 为自主创业提供个性化指导：近年来，国家为解决大学生就业困难问题，提倡和鼓励大学生进行自主创业。大学生创业不仅能够解决自身就业问题，还能为更多的毕业生提供更多的就业岗位。学校也应该鼓励有能力和兴趣的大学生积极创新，并把想法变成商机，进行自主创业。学校除了开设创业学的公选课以外，还可以举办一些诸如创业计划大赛、创新工艺竞赛等活动，调动学生的积极性和主动性。同时，学校可以为愿意创业的学生提供专业的咨询与指导，并和一些创业孵化机构和投资公司进行合作，帮助学生在创业启动时期进行融资。

②进行多阶段与连贯性的就业指导。由于各个年级的学生身心特点不同，个性化就业指导应该针对不同年级，各有所侧重。具体来说，个性化就业指导可以分为

如下相互联系、相互补充的三个阶段：大一阶段的就业指导：主要解决"我想干什么"的问题，即明确目标——职业发展规划；大二、大三阶段的就业指导：主要解决"我该怎么办"和将来"我能干什么"的问题，即发展与成才阶段——提升职业能力与就业见习实践；大四阶段的就业指导：只要解决"干什么"的问题，即毕业教育——提升就业竞争力。

4. 个性化就业指导的意义

（1）个性化就业指导使学生满意、家长满意

个性化就业指导因其人性化的特点，使就业指导的氛围更加融洽，师生关系更加亲切，更能促进师生深层次的沟通，使指导教师掌握更加详细的个人信息，为就业指导提供充足的依据。学生在遇到问题时，能随时找到指导教师进行咨询，缓解学生的就业紧张情绪。学生随时感到来自学校的温暖，不在孤单、不在茫然，更加大胆、自信。个性化就业指导因为帮助学生明确了个人优势及发展方向，即使第一份工作不是很理想，但因为学生知道每份工作中应积累什么，所以他也会尽职尽责，不会因此而放弃，他相信美好的未来就在前面。因此个性化就业指导不仅奠定了学生职业发展之路，也为他一生完美人格的发展奠定了基础。

（2）提高高校对学生的就业指导手段

在面对就业压力日趋激烈的今天，高校对学生的就业指导工作不是短期性行为。高校应把大学生职业生涯规划贯穿在学生就业指导全过程，作为高校就业指导工作的重要手段和核心内容，以提升学生就业的科学性和实效性。因此，建立一套包括自我评估、职业分析、职业目标、职业能力、职业训练、职业心理素养、评估与反馈在内的大学生职业生涯规划是高校就业指导手段当前应当解决的首要问题。

5. 利用个性化就业指导促进大学生自主创业教育

随着高等教育的大众化，高校毕业生数量大幅度增加，面对当前严重的就业危机，给了人们反思大学生就业指导的机会。高校在开展就业指导基础上的大学生自主创业教育时，应加强创业教育的个性化就业指导工作，以个性化就业指导促进创业教育。

成功的职业生涯规划对于大学生的择业乃至一生的发展都有着重要的意义。它能帮助大学生树立正确的职业生涯发展观，客观地进行自我分析和职业分析，正确

地把握就业形势，充分了解就业市场和社会需求，及早地确立职业生涯目标，科学制订职业生涯规划。要指导有创业意向的大学生对其职业发展进行系统规划，指导他们了解适应自己特点的职业类别方向，从而恰当地从事职业学习，选择职业和调节职业目标，使在校期间的学业为未来的就业打基础，为将来的创业做准备。另外一方面，长久以来，受传统思维的影响，大学毕业生们往往青睐于收入稳定，舒适安逸的工作，因而往往国家机关、国有企事业单位都成为毕业生们首选的理想去向，而对于具有挑战性，能挖掘自身潜力的工作，大学毕业生们往往就业信心较差。高校就业指导工作应主动适应当前就业工作新形势，转变教育观念，在就业指导工作中，应加大对于自主创业这一就业形式的宣传力度，指导学生转变就业观念，树立自主创业的意识。对于有创业意向的大学毕业生，在施行个性化就业指导过程中应注重对他们创业品质的培养，培养他们勇于创新、敢于挑战、团结合作、大胆进取、不怕困难，既要有坚定的必胜信念，又要有锲而不舍的韧劲，同时培养他们具备敬业爱岗的精神和强烈的使命感。

其次，个性化就业指导课作为个性化就业指导的主要方法之一，应在一般意义的就业指导课之外，开设创业公选课，讲授与创业相关的法律法规及相关知识，学生视自身情况自愿选修，小班化教学，教学方式要灵活多样。除了个性化就业指导课的理论指导，各专业课程的渗透性教学也可视为对学生进行创业教育理论指导的方法之一。专业教师在课堂上讲授专业知识和技能的同时，进一步地阐明专业知识与职业的关系及在创业过程中如何应用这些知识和技能，将有助于学生对创业理论知识的进一步掌握。同时，高校就业指导机构还应通过各种形式的活动，在实践中锻炼学生的创业能力，实行大学生科研课题立项，激励学生开展科研工作；举办科技节，激发学生的创造欲望；举办创业计划大赛，促使学生了解创业过程。有条件的高校还可建立毕业生创业园，在学生的创业场地、硬件及管理上给予大力支持。同时以各种方式来指导学生自主设计、创办、经营商业企业或科技公司。

另外，在长期的应试教育下，大学生普遍缺乏基本的理财技能、营销意识及沟通技巧等创业知识与技能，对于相关政策、法规知之甚少，更缺乏应对经济和社会变化的心理素质。而且长期以来形成的"就业比创业稳定"的心态，使得大学毕业生们缺乏面对困难和战胜困难的信心。

因而，针对此种现状，高校的个性化就业指导应加强对有创业意向的毕业生创业能力的训练。首先，要建构更为合理科学的创业教育课程体系，例如开设创业选修课，讲授一些相关的法律、经济、财务、管理等课程，讲解创业的法律法规、操作程序、经济管理知识以及一些大学生成功的创业模式与经验，让大学生们增加对创业的感性认识，及早发现自身缺点与不足，及时地补缺补漏，为毕业后的创业之路积累知识，锻炼能力，作好准备。其次，针对有创业意向的大学毕业生，个性化就业指导还可面向这一群体通过第二课堂及社团活动等渠道，培养他们的创新能力，提高他们的创业能力。个性化就业指导应充分利用学校与社会两方面资源，高校应调动学生、教师与校友、家庭及政府相关部门等社会力量来共同参与和完成就业指导。学校资源是个性化就业指导的主要途径。它除了能满足有创业需求的学生对于创业相关政策和知识技巧等浅层次的需求外，还能通过学校专门就业指导机构所配备的专业化职业化的工作人员来满足创业学生在心理测验、职业生涯规划和心理调适等方面的深层次需求。同时，学校就业指导部门也应注重与学生家长的沟通及与相关政府部门的协调，充分地利用社会资源，来加强对学生的创业教育。首先，学生的职业生涯设计，很大程度上受到家长的影响，学校要建立定期与家长沟通联系的渠道，让家长了解自己孩子的创业意向，为孩子当好参谋，正确引导和鼓励孩子。其次，高校就业指导部门还应积极创造条件，邀请校外人力资源管理专家，当地政府的工商税务等主管部门人员为有创业意向的学生开设专题讲座，邀请成功创业的校友典型回校座谈讲课，讲他们的经历、收获和体会。高校就业指导部门在校内外资源相结合的基础上，还可开设专门的青年创业网，开通创业热线等，为毕业生实际创业过程中遇到的困难提供帮助，为他们创业提供一个良好的平台。

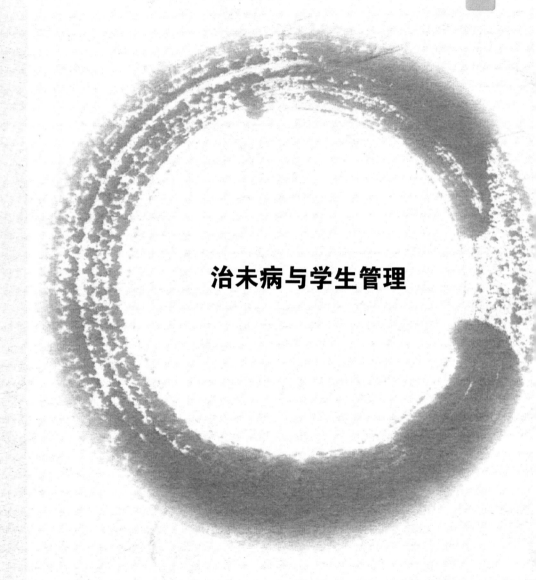

第三章

治未病与学生管理

第一节 中医关于治未病的论述

"治未病"是指采取预防或治疗手段，防止疾病发生、发展的方法，是中医治病学说的基本法则，是中医药学的核心理念之一，也是中医预防保健的重要理论基础和准则。根据现代医学理论，将人群的健康状态分为三种：一是健康未病状态，二是欲病未病状态，三是已病未传状态。因此，"治未病"就是针对这三种状态，具有未病养生防病于先、欲病施治防微杜渐和已病早治防止传变的作用。

一、中医治未病理论的源流

"治未病"一词，首见于两千多年前的《黄帝内经》。该书《素问·四气调神论》云："圣人不治已病治未病，不治已乱治未乱，此之谓也。夫病已成而后药之，乱已成而后治之，譬犹渴而穿井，斗而铸锥，不亦晚乎！"所谓未病是指一种特殊状态，即病前状态，是从健康至疾病之间必然存在的一种中间状态，具有两种情况：一是病象未充分显露的潜伏阶段，在外象上无征象可察；二是已病情况下，与已病部位相关的脏器已处在病前状态。治未病的核心是先要去找出未病，随后采用正确的治疗方法。历代医家对治未病思想都极为重视。《灵枢·顺逆》对治未病的含义进行了阐述："……上工，刺其未病者也。其次，刺其未盛者也。其次，刺其已衰者也……故曰，上工治未病，不治已病，此之谓也。"《千金要方》也对其进一步阐发，曰："上工医未病之病，中工医欲病之病，下工医已病之病。"《难经》曰："治未病者，见肝之病当传之于脾，故先实其脾气，无令所受肝之邪，故曰治未病也。"这是在已病情况下，更深层次意义上的未病。在治已病的同时，须尽早采取有效措施阻断其传变发展，以防止出现并发病。鉴于此，《金匮要略》曰："见肝之病，知肝传脾，当先实脾。"所以可通过脏腑之间的相互关系来发现未病可能出现的趋势，并给予及时的调摄和治疗。清代叶天士治疗温病提出"先安未受邪之地"的理论等，都强调要有效防止某些疾病的传变和进展，以达到未病先防的目。

二、中医治未病理论的内涵

治未病的内涵主要包括三个方面，即未病先防、欲病施治、已病防变，另外，还有所患疾病治愈后防止疾病复发。

未病先防，养生保健。养生是机体健康状态下的自保保健活动，是中医"治未病"的基础工作和根本出发点。通过各种调摄保养，提高正气，增强机体对环境的适应能力，避免邪气入侵，使自身阴阳平衡，身心处于最佳状态，是养生的宗旨所在。这种防患于未然的措施，就是对机体无病状态的最佳呵护，即未病先防。即在机体没生病时采取科学合理的养生保健方法，提高机体抗病防病能力，保证身体处于最佳健康状态。

欲病施治，救其萌芽。疾病倘若处于萌芽状态，应当及早治疗，防微杜渐，防止疾病的发作。对疾病做出早发现、早诊断、早治疗；也就是当身体处于亚健康状态或心理处于焦虑、紧张、压抑等非健康状态（亚健康状态）时，通过推拿、针灸、拔罐、音乐疗法、心理咨询、心理疏导等非药物疗法，把疾病消灭在萌芽状态。

已病防变，保护它脏。疾病一旦发生，会按着一定的规律传变，因此，尽早采取措施，强健可能会被殃及的"未病"脏腑，截断传变途径，是"治未病"的重要方法之一。根据中医五脏之间生理、病理相关原理，从整体出发，预测原发脏的病变发展趋势，采取预防性治疗，防止继发脏病的产生，杜绝疾病发展和传变。

据世界卫生组织一项全球性的调查表明，真正健康的人仅占 5%，患有疾病的人占 20%，75% 处于亚健康状态，亚健康主要表现为失眠、心烦、易怒、疲劳、出汗、手脚心发热等。流行病学调查显示，亚健康问题逐年增加，且呈低龄化趋势。目前亚健康已经不是专属于特殊人群的一种疾病，大学生这个群体也日渐明显增加。美国经过 20 年研究，发现 90% 的人通过健康管理和教育，能把医药费降低 10%。1996年世界卫生组织在《迎接 21 世纪挑战》报告中指出："21 世纪的医学，不应继续以疾病为主要研究对象，而应以人类健康作为医学研究的主要方向。"说到底就是将医学的重心从"治已病"向"治未病"转移。这些数据足可见治未病思想的重要性，以及在人们对未来的健康展望中有重大的发挥作用。

三、中医治未病理论对学生管理的启示

《淮南子·人间训》载："人皆轻小害，易微事，以多悔。患至而后忧之，是犹病者已惓而索良医也，虽有扁鹊、俞跗之巧，犹不能生也。"《黄帝内经》中提出："上工救其萌芽。"《医学源流论》所说："病之始生浅，则易治；久而深入，则难治"，"故凡人少有不适，必当即时调治，断不可忽为小病，以致渐深；更不可勉强支持，使病更增，以贻无穷之害。"所述"未病先防"、"防微杜渐"、"既病防变"的阐释以警示世人要防患未然，防微杜渐，欲病救萌，初病及时采取措施，积极治疗，防止疾病的发展与传变。由此可见，在中国古代无论治国用兵，为人处世，到处渗透着避祸防患，预防为先的思想，预防为主，防重于治。这种思想必然会影响到医学界，促成《黄帝内经》"治未病"思想的提出。对高校学生管理工作而言，预防与防治工作同样是重中之重。进一步加强校园安全隐患排查和整改，预防学生安全事故发生，提升学生自我保护意识，及时整顿整改不良风气的初发，完善健全各项规章制度，保障师生生命及财产安全，通过营造和谐的校园文化氛围，让全体师生的身心发展得到良好的保障。加强宣传教育，做到早教育、及时教育、教育好，形成全方位的安全教育格局。建立班级自我管理机制，坚持做到结合实际，落实行动，及时解决和处理班级中存在及遇到的难题。"治未病"与学生工作管理的结合，促进人们对两者的认识，促进中医药文化与学生管理工作的方向和目标不断向纵深发展，促进中医药文化在学生工作的理论与实践的融会贯通。

第二节 如何运用治未病原理开展学生管理

中医"治未病"思想，其核心一般认为有三层意思：第一，养生保全，未病先防；第二，将病防发，先病而治；第三，既病知传，先变而治。其中《黄帝内经》中"治未病"思想极具代表性，如图3-1所示。这一思想对高校学生工作具有独特的指导和借鉴意义。

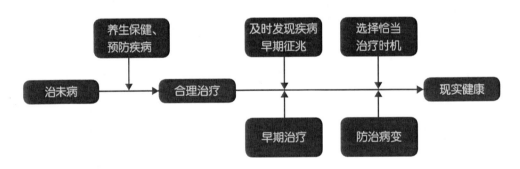

图 3-1 《黄帝内经》中"治未病"思想概要

一、预防为主：建立科学有效的学生工作危机管理机制

中医"治未病"思想对于高校学生教育、管理、服务来说，最大启示就是"未病先防"。《素问·四气调神大论》云："阴阳四时者，万物之终始也，死生之本也，逆之则灾害生，从之则苛疾不起，是谓得道。道者，圣人行之，愚者佩之。从阴阳则生，逆之则死，从之则治，逆之则乱。反顺为逆，是谓内格。是故圣人不治已病治未病，不治已乱治未乱，此之谓也。夫病已成而后药之，乱已成而后治之，譬犹渴而穿井，

斗而铸锥，不亦晚乎！"这段话清楚地揭示治未病的根本含义，顺从自然之道，使"苛疾不起"。所以，此"治未病"之"治"与"治疗"之"治"有所不同，带有"治理""治节"，顺应自然的意思。既然是治理，就不能是简单的"防治"或"防制"，而是要有一整套的机制。

它给高校学生工作的启示就是：要构建全面合理的日常教育、管理、服务机制，尤其是特殊和危急事件的预警机制。

（一）未病先防：建立学生工作危机预防机制

1. 健康宣教：做好危机预防的教育工作

追求身体健康、益寿延年，是我们共同的心愿。但是健康不是天生的，需要后天的"管理"，而这种管理始于对健康知识和管理技巧的认识。所以，健康的人生离不开健康学习和教育。同样的，要保证高效学生工作过程的健康有序，避免危机事件发生，也需要开展相应的"健康教育"，这是保护高校学生工作肌体健康的首要的任务，具有举足轻重的作用。从世界范围来看，危机管理已成为一门独立的学科并日臻成熟，众多高校开设了危机管理专业，面向高校师生开展危机教育条件已经成熟。高校可以利用危机管理的学科资源和自身的教育优势，在综合安全教育、生命教育的基础上，积极开展危机教育。

（1）危机教育对高校学生工作的重要意义

第一，增强大学生的危机意识，充实学生工作的人文内涵。中医治未病思想，缘起于我国古代先民的忧患意识。中医理论认为人处于变幻不定的自然环境之中，食用五谷杂粮，生患疾病很难避免，在健康问题上有显著的"危机意识"。这给我们的重要启示就是开展"学生工作健康宣教"，增强广大学生的危机意识。

有学者指出，危机意识是一种对环境时刻保持警觉并适时做出反应的意识，它建立在对危机认识的基础上，是危机预警的起点。只有认识到危机的存在，才能够唤起足够的危机意识。所以，通过开展危机意识教育，提高对危机的认识，从而增强高校广大师生的危机意识是非常必要的。简单来讲，危机意识教育就是在危机事件发生之前，为了使相关人员时刻对危机的发生保持一种警惕而需要对其进行的相关教育与培训活动。

我们必须看到，我国学生的危机意识整体不尽如人意。不少大学生仍是身体或心理尚未完全成熟的个体，在面对各种突发事件时极易导致严重的甚至极端的后果。在生理方面，在面对自然灾害时，有些学生可能由于应急反应慢或体力不支而难以逃避危险；在心理方面，一些学生在面对情感、家庭、学业或就业问题时，心理承受力弱，以极端行为作为解脱手段。此外，在学校外部也存在着许多不安定因素，威胁着校园的安全与稳定。所以，高校可以利用危机管理的学科资源和自身的教育优势，在综合安全教育、生命教育的基础上，积极开展危机教育。

第二，端正学生认识社会人生的态度，减少危机事件的发生。中医治未病思想认为，人难免会生病的，难免遇到健康危机，这和人类难免遇到社会危机是一样的道理。从某种程度上讲，危机将伴随人的一生。这种危机可以是外部环境给健康带来的损害，可以使各种自然灾害带给的人类挑战，也可以是社会发展过程中社会矛盾和冲突导致的社会秩序的混乱和失衡，更可以是个人成长过程中无法逾越的烦恼和问题。这些大多不以个体的意识为转移。现代大学生，大多数从小学习、生活的条件比较安逸、稳定，在成长过程中受到家人、老师、社会的呵护，在进入大学前，即便遇到危机，他们往往幸运地隔离开，无须直面危机，大部分人缺少面对危机和遭遇危机的锻炼。进入大学后，开始了向独立社会人的转变，这个过渡期，他们的认识存在着理想化、易变性、新旧交替性等特点，因此，大学生如何正视危机对社会秩序、生存环境和个人发展产生的负面影响，决定着大学生能否形成正确的认识社会、认识自然、认识人生的态度。所以，通过危机意识教育使大学生能够认识到危机的客观存在，危机是社会发展的一种常态。尤其进入现代社会，按照世界经济社会发展的一般规律，当社会发展到一定高度，社会危机会呈现几何级的增长态势，而我国正处于这个阶段。所以，要引导大学生正确、科学、客观、冷静地看待各类危机，并借此不断修正、完善对社会、对人生的认识，以积极、端正的态度学习、生活。

在上述教育过程中，我们要重点开展抗挫折心理教育。通过理论讲授、压力测试、危机应对演练等，不断克服危机来临时的心理障碍，磨炼意志，提高心理抗击打能力，形成健全的人格。同时，注意"转危为机"的教育，一旦高校发生某个危机，要看到它是一把"双刃剑"，要在妥当应对之余，借机开展相关的教育，完善相关机制，把它转化成危机教育的难得机遇。

第三，培养大学生的危机应对能力，有效应对学生工作突发危机事件。中医"治未病"理论认为，有了健康意识，也就具备了应对外部健康挑战的心理前提。若培养大学生树立了危机意识，了解心理健康的知识，也就具备了应对危机的知识前提，进而再训练大学生应对危机的具体技能和方法，这是危机教育最直接、最外化的作用。

面对危机，必须具有应对危机的能力，但是在正常状态下处理危机所需要的特殊知识及技能往往难以获得，已有的危机管理经验也难以得到继承。通过危机教育进行针对危机的知识和技能培训，可以使大学生掌握危机处理的基本技能和有关知识。例如，汶川地震以来，不少高校开展地震灾害应急教育和训练，教育广大同学基本的地震避险技巧、自救互救和心理调试方法。每年12月众多高校开展的消防教育和演习等，教会学生认识各类消防安全标志、使用灭火器、找寻逃生路线、排查宿舍消防隐患等。每年5月中下旬，众多高校开展的心理危机应急培训等，引导学生科学调整心理障碍，当学生遇到就业、恋爱、社交、学习等心理问题时便可以按图索骥，及时自我调整。

中医认为，病患要在第一时间得到根治，否则会加重，严重的还会引发新的疾病；而患者对病症的敏锐感知，第一时间的自我救治对于病症的控制非常重要，越早介入越容易治疗，代价（对身体的损耗、用药的成本等）越小。纵观危机应对也是如此。如果学生掌握了基本的应急知识和技能，那么他们可以在第一时间自救、自我保护，为救援赢得宝贵的时间，可以有效防止危机的蔓延，大大降低此生危机的发生概率。同时，学生具有一定的危机应对能力，可以较好地配合学校开展更大范围的危机处理工作，为整体工作的开展提供来自第一线、最基层的宝贵支持，这是有效处理危机不可或缺的。

（2）高校学生工作中危机教育滞后的现状

在国内，不少高校开展危机教育的整体情况不理想。例如，2012年，延安大学的调查小组通过问卷调查，研究山东、山西、湖北、陕西4省的14所高校的"突发事件应对机制"，从中发现不少问题。其中"应对公共危机宣传教育力度不够问题"较为突出。调查中，仅有52％的学校曾分散地开展过一些应对校园突发事件的宣传和教育，有34.8%的学校很少有开展过关于校园突发事件如何应对的宣传和教育。另外，有10.6%的学生希望通过开展座谈会和讨论会的方式培养学生的危机防范意识，有67.5%的学生希望通过进行危机模拟演习的方式培养学生的危机防范意识，有20.7%的学生希望通过开设相关课程的方式培养学生的危机防范意识。

学生的危机应对素养培养工作滞后。当前不少高校学社工作队伍开展的危机教育，还停留在常规的安全教育层面，而且形式化倾向明显，现有的举措难以应对日益频发的危机。有的学生表现出危机意识淡薄、危机知识匮乏、危机应对技能欠缺、心理抗挫折能力较低等。部分学校的安全教育停留在就事论事的角度，缺乏广阔的人文教育视野。较少把维护自我安全、有效应对危机事件当成是提升学生人文精神、正确认识自身社会责任、正确看待社会和人生的有效途径。

高校学生工作队伍中，缺乏专职或专业的危机教育人员，专门的危机教育和管理机构就更乏善可陈。当前，辅导员是危机教育任务最重要的承担者，他们绝大多数是非专业人士，现学现卖，缺乏专门的工作时间、专业的知识技能、专项的实操训练。

（3）学生工作中危机教育内容革新的方向

首先，注重危机常识的教育。比如什么是危机、危机的种类、危机处理的阶段划分、危机的一般特征、危机的识别、防范、处理、恢复等。危机常识不仅包括危机和高校危机的相关理论、危机管理中经常涉及的概念以及常见危机的识别和分析，还应包括还危机发生前的多种防范措施以及各类危机发生后的具体应对处理方法。在教育过程中，注重引导学生危机意识的树立。鉴于大学生的知识水平，理论的讲解一定要细致到位，例如，首先要理清突发事件和危机事件的区别与联系（如下图所示）。危机知识的讲授力求系统化、专业化，最好纳入常规教学计划。

同时，教育学生认识危机管理机构的一般构成与工作内容。较为系统地介绍危机管理机构的组成以及成员的职责分工，介绍如何组建危机管理机构以及危机管理机构的工作内容，并训练机构成员在具体的危机情境中如何将职责分工与团结协作有效结合。

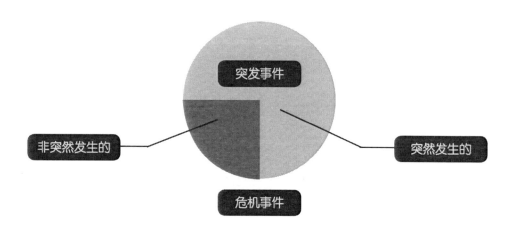

图 3-2 突发事件与危机事件关系

其次，注重易发性危机的教育。有学者认为，高校学生工作中，易发性危机主要有以下几种，他们都是学生工作者开展危机教育的重中之重。

理想信念教育的危机。主要是对社会主义建设过程中出现的困难和挑战没有足够的认识，没有树立远大的理想和信念，不知为何读书，更有甚者已走上违法犯罪道路而茫然不知的。预防这种危机，开展专项危机教育，是学生工作者义不容辞的职责，因为它属于思想政治教育的组成部分，具有特殊的政治意义，隶属于学生工作的首要任务。

心理健康教育危机。主要是由于家庭、婚恋、经济贫困、网络成瘾、血液困难等原因造成的严重而且具有潜在社会危害的心理问题。所以，危机心理干预教育非常有必要。由于高校危机可能给危机事件相关人员的心理健康带来种种影响，危机心理干预成为高校危机管理中必不可少的内容之一。然而，传统观念往往忽视危机心理干预，有的学生因对危机心理干预的不了解而拒绝接受心理干预，这些需要系统化的教育来扭转。

身体健康教育危机。主要是不合理的学习生活习惯引发的亚健康状态、先天性疾病带来的健康隐患、意外事件造成的身体伤害、流行病的爆发、集体生活模式下健康威胁、集体性食物中毒等。

对社会问题认识偏差危机。大多数大学生的心志尚未完全成熟，对人生和社会的认识存在偏差，加之年少气盛，很容易受社会上的热点、敏感事件影响，做出不理智举动。而且这种举动和情绪会在大学生群体内部传染、发酵，群体对内部成员的认可和信任会加速传染和发酵的速度、范围。对此开展专项教育非常必要。

第三，注重危机沟通技巧的教育。沟通在危机管理过程中具有至关重要的作用，缺乏良好的沟通，任何危机应对都无法有效地实施。在信息高度发达的现代校园中，要教育学生，面对危机时严格按照各种预案、制度，通过合理渠道，与各方面进行及时的沟通交流，及时发现问题、消除误解，化解矛盾。该部分教育的重点是：介绍危机管理中的沟通技巧，包括学生之间、师生之间、学生与家长之间、师生与社会机构和新闻媒体之间如何保持良好沟通，如何掌握沟通的策略和技巧。

第四，注重危机预案的教育。高校危机管理预案是高校危机管理防御阶段的纲领性文件，是应对高校危机，防御或减缓危机伤害的具体工作方案。危机预案的内容一般包括危机的具体分类、危机防治管理中应遵循的原则、危机预防的具体措施、危机处理的具体措施、危机恢复的具体措施、危机的沟通渠道和方法、危机管理经费预算等。危机教育中应当将危机管理预案的学习作为必修内容之一，只有高校师生了解熟悉危机管理预案，才能保证高校在处理具体危机时思想和行动的基本统一。

第五，注重危机应对技能的演练。在危机教育中要注重理论和实践相结合，在学习危机知识的基础上加强危机应对技能演练。通过运用所学的知识、技能，让学生掌握如何应对可能的危机，最终达到化解、减缓危机的目的。为了提高同学应对危机的能力和心理承受能力，在加强危机知识教育的同时必须注重危机应对技能的演练。演练的内容侧重基本知识的运用和技能的训练。技能演练应当包括高校多发危机来临时了解信息的渠道、常见的逃生手段、自救方法和救护措施等，要把学校已有的危机预案详细讲解给师生，特别要组织好学生对灾害的防范、逃生技巧演练。

2. 健康预警：建立科学的危机预警制度

中医"治未病"思想认为，好的医生，能在疾病的典型症状出现之前就能观察到先兆，预先给予适当的治疗，使之不发病。或者说，积极发现亚健康状态，将疾病消灭在器质性病变之前。

《素问·刺热篇》云："肝热病者左颊先赤，心热病者颜先赤，脾热病者鼻先赤，肺热病者右颊先赤，肾热病者颐先赤。病虽未发，见赤色者刺之，名曰治未病。"这应该是"治未病"。即一个好的医生要懂得谨小慎微、仔细观察，在疾病典型症状出现之前就能观察到发病的先兆，预先给予适当的治疗，使之不发病。

该思路对高校学生工作的启示在于：建立科学的危机预警制度。科学的危机预警制度是危机管理的第一道防线，是要使危机预警成为学校日常工作管理中的一项重要职能，对可能发生的各种危机事先有一个充分的估计，提前做好应急准备，选择一个最佳应对方案，最大限度地减少高校的损失。

（1）辨明病因：警惕危机的诱发因素

自我国高校扩招以来，在校大学生人数激增，学生的层次、水平、背景等日趋多样，加之社会大环境的影响，按照国际通用的认识，我国已经进入危机高发期。这些使得各种校园突发事件、危机事件时有发生。有学者研究某综合性大学2004～2007年突发事件情况，就是一个典型，代表着我国高校学生工作危机事件的发生趋势（如表3-1所示）。

表 3-1 上海某高校 2004-2007 年突发事件统计

突发事件	数 量	死亡人数	所占比例（%）
学校管理	3		1
心理问题	42	2	15
学生冲突	62		21
网络事件	55		19
意外事故	96	2	33
自然灾害	3		1
外部事件	28		10
共计	289	4	100

我们在建立预防体系之间，要先梳理存在的危机因素。对于这个问题，学术界有不同的观点，笔者在删繁就简，从学生工作的角度将危机因素简单分为两类：

第一，校外因素类。客观上难以避免的社会危机和自然危机。高等学校作为社会"细胞"，客观上不得不面对社会面临的危机；一方面由于社会政治、经济、文化、科技、教育、卫生等因素相互影响而形成的危机，如思想形势渗透、恐怖主义、社会动乱、全球性疾病等，另一方面由于自然运动规律和社会因素相互作用形成的危机，如地震、大规模火灾、水灾、交通事故等。这些突发性危机往往是人们无法预测和人力不可抗拒的力量，这类危机不以人的意志为转移，严重影响学生工作的正常开展。这些危机有着共同的特点：影响范围广、危害程度大，对高等学校的教学等各项工作产生某程度上的影响，在一般情况下，这类危机的预防和处理工作通常由政府组织相关的职能部门采取相应措施应对，学校在这些危机的处理过程中必须积极配合。

第二，校内因素类。高等学校在教学管理过程中由内在因素产生的危机。学生群体的特殊性决定了高等学校是危机发生的"高危区"，血气方刚的大学生往往比较关注社会的热点问题，尤其是揭露社会阴暗面时，由于自身阅历和经验的不足，对社会所发生的事情容易产生过激的行为，他们可以在很短的时间内集体行动，不计后果，这就使高等学校学生工作中存在危机。另一部分学生刚好相反，他们沉默寡言，喜欢把自己的情感埋藏在内心深处，不懂得如何宣泄，长期积累下来，一旦爆发就容易产生自杀、伤人等危机。

（2）整体观念：危机预警应着眼于社会大环境

中医"治未病"强调有全局观、整体观，强调人与自然、人身体各部分的和谐，中医讲求，未病先防，这里的"防"，主要是指对人体的保养、各个脏器的保护。它的理论前提和实践路径是天人合一，顺应四时，趋安避邪恶，也就是说如果顺应自然，按照四时规律，过有节律的生活，保持人体和环境的和谐，才能实现人体脏器的保养。才能真正地防病。否则，保护身体，维系健康，就成了无源之水，无本之木。建立学生管理机制也应具有这种思想。在构建预警机制时，要有大局观，注重各部门、各系统的和谐。

《金匮要略·脏腑经络先后病脉证第一》："问曰：上工治未病，何也？师曰：夫治未病者，见肝之病，知肝传脾，当先实脾。四季脾王不受邪，即勿补之。中工不晓相传，见肝之病，不解实脾，惟治肝也。"这提出的是一个治疗的原则，提醒医生在治疗中要想到人的五脏六腑、表里内外是一个有机的整体，必须通盘考虑，整体调治，而不能只盯着得病的脏腑或局部。

《难经·七十七难》云："经言上工治未病，中工治已病者，何谓也？然：所谓治未病者，见肝之病，则知肝当传之与脾，故先实其脾气，无令得受肝之邪，故曰治未病焉。"将这种思想移植到高校学生工作预警机制的建立中，关注周边环境。纵观近年来发生的部分学生群体性事件，我们不能"头痛医头脚痛医脚"，要用整体观念去分析。这不是简单地站在整个学校的高度，而是要站在整个社会的高度来分析，只有高度达到了，才能看清大局。

用现代社会学理论来看，在防范群体性事件中，既要看到学校层面的防范，更要看到它们的社会背景和各种联系因素。从国际发展经验来说，在人均 GDP 由 1000 美元向 3000 美元过渡的时期，往往是一个社会矛盾的突显期。中国 2003 年末实现人均 GDP 超过 1000 美元，目前还处于这个社会发展阶段。这是不以人的意志为转移的。有此来看，高校的危机事件往往是社会不稳定因素在校园内的缩影。其发生危机的社会根源更多的不在校内，而在校外。所以，预警机制不能仅着眼于校园的围墙之内。

这种大环境，加之信息时代，校园的"围墙"的屏蔽效应已经严重退化。如果仍然僵化地将主要精力放在构建"围墙"并想让围墙发挥大的效用，已经不切实际。应该在信息接近"围墙"前被预警系统检测到，并有效处置。例如，社会上的某些群体事件刚发生时，学校就应启动预警系统，第一时间给学生以正确的指引，使他们在纷繁复杂的信息中分辨真伪，保持清醒的头脑、理智的行为。高校学生工作的危机事件，有相当一部分是社会不和谐因素在校园局部环境内的集中体现和爆发，我们要从全社会大形势角度探索其应对之策。

（3）重视脾胃：预警机制应重视的几大问题

中医认为，部分脏器易受侵害，这是"治未病"防治重点。借鉴这一思路，笔者认为，学生工作预警机制中，也要有预防的重点。"治未病"重视脾胃。例如，朱震亨在《格致余论·病邪虽实胃气伤者勿使攻击论专篇论》中论述重视保养胃气，以防疾病深入。李东垣对"治未病"很重视，《脾胃论》中指出"脾胃之气既伤，而元气不能充，而诸病所由生也。"认为脾胃乃治未病的根本。

第一，重点抵御多发性病害入侵，即重点防范社会不稳定因素向校园内的渗透，控制其在校园内的传播和感染，就如同防范周边环境对自身健康的侵害一样。

校园的"围墙"无法完全遮挡社会大环境对大学生的影响。要构建平安和谐校园，建立科学合理的预警机制，就要求学校建立相应的预警机制，预警前移，将预警的前站设在对校外、对社会环境的预警上，当学校外部环境变化，高校能在第一时间了解，并评估、分析其潜在的影响，适时启动校内防御机制。

当前，我国社会危机处于高发期，这符合人类社会发展的一般规律，我们在制定预警机制前，要区分哪些因素易于向高校渗透并产生哪些危害。

例如：经济快速发展过程中的信仰危机，物质生活水平提升与精神生活贫瘠的矛盾，信息时代信息传播的便捷和大学生分辨力、自制力欠缺的矛盾、关于政党制度的错误认识、关于我国政治制度的错误认识、关于读书无用论思想的再次抬头、自由主义思想、享乐主义思想等。

第二，重点防范重要脏器发病，即重点防范对重要人群、重要机构，就如同在防病时，首先要重点防治五脏六腑等重要脏器不受侵害。具体到学生工作，就要重点做好困难学生群体的防范，主要是学习困难、经济困难、就业困难、心理困难；同时，做好校园舆论和网络危机的防范。

中医认为，"牵一发而动全身"，引发重大疾病的诱因也许只是外部对肌体偶发性的微小的侵害，但它产生了连锁反应。同理，危机事件的导火索一般都是局部性、微观性的因素。这些因素或许是一段随意言论、一个偶发的行为，只是它们的行为主体是重要人员（人群）或重要机构，从而使它并非自愿地担任起引发飓风的那对"蝴蝶翅膀"。由此看来，尤其需要预警重点人群和重点机构，需要指出的是，预防要着眼大局和社会大环境。例如，心理障碍的同学，造成心理障碍的因素中，肯定有社会因素。所以，我们要重点防范社会上不良思想对学生思想的负面影响。提高学生的分辨能力、自我心理调适能力。针对不良情绪和错误舆论，开展专项学习和教育工作，帮助学生理清思想认识。又如，引发学生经济困难的，我们除了预计经济资助之外，防范工作的重点在于引导学生正确认识当时的社会现实，看到现在读大学对于改变人生、把握自己的命运、改善自身经济条件至关重要，引导学生珍惜学习机会，克服困难，为改变经济状况积蓄力量。

第三，重点塑造双向透明的信息系统，让社会公众了解及时、准确、真实的信息，以此来减少危机对校园的危害。

双向透明的信息渠道，是危机预警机制的重要组成部分。长期以来，它被关注得太少。作为危机预警的重要工具，它能帮助学校在早期及时识别和发现危机的蛛丝马迹，并快速果断地进行处理，从而防患于未然。另外，畅通的信息系统可以帮助危机中枢机构做出正确的决策，避免猜测和谣言带来的不稳定，从而最大程度地减少危机造成的负面影响。学生工作信息沟通，就是学校学生管理部门与学生管理教师与学生之间通过交流和传递信息，实现彼此了解和相互协调的过程。有效的信息沟通在学生管理工作中起着非常重要的作用。通过沟通可以实现师生间的双向信息交流，及时了解学生的思想状况，了解学生学习和生活中的实际困难并设法解决之，实现对学生的有效管理，使种种不良思想及行为消灭在萌芽状态。

（二）欲病施治：建立学生工作危机应对机制

中医"治未病"理论认为，欲病施治，当发现将要发病时，要积极救治，救治不可盲目慌乱，要有章可循。笔者认为，循着这种思路，借用现代的做法，就是要建立"治未病"的临床路径，以治疗路径为指引开展施治。对于学生工作来说，就是要建立学生工作的"临床路径"——学生工作危机事件处理方案。

1. 制定临床路径：出台危机应对路径指引

（1）借鉴临床路径的思路，完善危机事件的应对方案

医学界的临床路径是指医生、护士及其他专业人员等多个相关学科研究者针对某个 ICD 对应病种或手术，以循证医学为基础，以预期的治疗效果和成本控制为目的，制定的有严格工作顺序和准确时间要求的程序化、标准化的诊疗计划，以规范医疗服务行为、减少康复延迟及资源浪费，使患者获得最佳的医疗护理服务。它是一种科学、高效的治疗、护理新模式。经过近 20 年的实践与发展，临床路径的理论和实践在国外已形成了较完善的体系。临床路径在我国的应用结果显示，提高了患者满意度，缩短了平均住院天数，降低了平均住院费用。临床路径在国外已实施多年，比较成熟；在国内正处于起步阶段，但发展态势良好，有良好的可行性。

如果把患病看作是人体遭遇的"危机事件"，那么，临床路径就是治病救人的操作指南，就是可操作性强的危机处理方案。当危机日益频发之时，就必须制订危机处理方案，以便给危机当事人提供行动指引。大多数人一辈子都不会患上胃出血，但对于胃肠科的医生来说，他们天天面对的就是这样的病人。对于一般人是危机事件的"胃出血"，对于医生来说则成为工作的日常事务，医生根据工作事件、相关法律法规等，制定并完善治疗胃出血的临床路径，这对于治疗该病症会有重要的指导意义。同样的，大多数学生不会出现轻生心理，但对于学生工作者尤其是其中的心理辅导老师，他们经常面对轻生的同学。根据他们的工作实践，制定出大学生心理危机事件应急方案，其可操作性、实用性就有保证。

这种思路可以推而广之。美国的做法也印证了这一点。美国联邦政府曾结合应对地震灾害的实践，制定出相应的"临床路径"——《对灾害性地震的反应计划》，它涉及美国25个部委一级的机构，阐述了联邦政府的救援政策、规划设想、实施方案和组织机构的任务、职权，协调官员的联络方式、联邦政府与州之间对口单位的协调，以及有关应急工作的财政、技术、物质和法律等方面的问题，全面勾画了一幅美国全社会紧急抗震救灾的蓝图。该计划确保了美国联邦政府各组织在灾害性地震发生后可立即投入紧急应变救灾活动。

（2）斟酌药量用法：推敲危机应对方案的内容安排

中医治病，讲求用药的火候，同一种病，不同人不同阶段，用药皆有区别，需要仔细斟酌。还有的医生善用某几味药，给很多不同的病症、不同的患者都固定用某几味特定的药，而其他配伍的药不同。处理学生工作危机，就是医治学生工作的"重大疾病"，所采取的措施、出台的方案，就是治病的良药。能否取得疗效，同样要看药量和用法，也就是要认真推敲应急方案的内容安排、制度设计等。

危机应对方案的内容，有学者认为应具有四个宏观要素，《论政府对重大危机应对预案的制定》一文将其表述为情景、主体、措施、目标，如表3-2所示：

表 3-2　危机应对方案的宏观内容

危机应对方案的宏观内容	
内　容	设计内容
1. 情景	一切预案编制和实施的有关危机情况与背景
2. 主体	应急预案的决策者、组织者和执行者，即制定和实施预案的组织和个人
3. 措施	各种应急措施、管理方法、控制手段和技术
4. 目标	应急预案所要达的目的和效果

也有学者将上述观点细化，具体包括以下微观层面的内容：

第一，危机预警。明确危机事件发生的概率、强度、规律等，指定专门人员和机构检测危机爆发的征兆并及时向中枢机构发布信息等。这部分内容前文已提及，不再赘述。

第二，紧急救援指挥系统的运作，指挥机构的设置、职权、任务、指挥；控制、协调救灾工作的基本方式；具体联络人员的任务、职责和权限，与其他部门的联络；危机发生时被破坏的决策指挥系统的恢复措施。

第三，各种危机救援队伍的种类、数量、分布、配置、救援职能与任务，以及人员、物资、资金、相关设备设施的统一调用方案。紧急状态下的物资临时征用措施。

第四，危机信息网络的设计与启用方案，快速评估危机备用方案和具体内容。确定危机的性质、范围、损失情况和破坏程度，以提供给决策指挥机构。建立危机监测、收集、汇总、分析的规范化的制度。

第五，抢救、疏散、隔离、转移、安置的措施。各级单位对参与救助的人员所能提供的技术设备和技术服务。为受危害人员安排临时住处、避难场所，提供食品、衣物、医疗设备、救治药品和急救活动的措施及准备。外来支援物资的接收、分配、发放和保管措施。稳定师生情绪，鼓舞师生团结自救的措施。

第六，危险物质、危险人员的处理以及防止次生灾害。

第七，卫生及医疗服务。紧急医疗站、医疗中心的设立及其运作；转移伤员及重患者的计划；医疗力量的分配、统筹；突发性公共卫生事件紧急隔离措施；生活必需品的供应和特别管制等。

第八，校园社会治安。学校组织的整合及紧急恢复，危机状态下紧急治安管制的措施。预防各种破坏行为及犯罪措施。

第九，人员出入管制和通信网络管制预案。防止危险人员逃散、防治不良言论散播，发布"安民"信息等。

2. 及时准确诊治：应对危机贵在"早"和"准"

（1）尽早开展诊疗：贵在"第一时间"应对危机

中医理论认为，防病的难易程度远远小于治病，防病的成本也远远小于治病。现代医学经济学的研究反复印证这一点。而要想实现这种大小之比达到极致和理想状态，莫过于在疾病出现之初就予以治疗。纵观危机事件的应急处理，也遵循这样的规律。处理高效学生工作危机事件，最理想的状况莫过于在第一时间应对、第一时间处理。

如果我们研究疾病诊治时机与治疗成本的相关性，会发现越早治疗成本越低；反之，越高，直到丧失治疗价值或因成本过高而影响治疗积极性。同样道理，我们研究危机应对时机与处理成本的相关性，会发现它与前者具有惊人的相似性。略有不同的是，若时机选择滞后，危机应对的成本会短时间内急剧攀升，剧增趋势远大于前者，直至组织无法承受成本之重，要么寻求外部帮助，要么面临危机应对"破产"的尴尬。二者的对比关系详见图3-3。

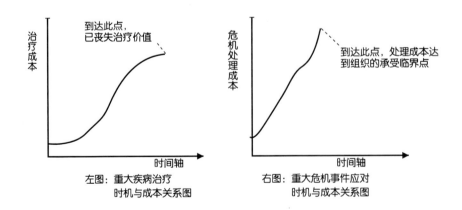

图3-3　医疗成本和危机应对成本的比较

故此，及时"诊治"，第一时间处理危机，就显得异常重要，它对于减低危机带来的破坏，迅速开展危机后的恢复具有举足轻重的作用。这些和治病救人的过程有着诸多的相似之处。具体地要注意以下几点：

第一时间辨别病症，即识别危机。危机管理机构最高领导层根据危机预警系统供的有关信息，速对危机事件爆发的可能性和发展的趋势作出测，识别危机的性质与类型，将预测情况形成预警信号，不间断地向全校师生作出危机预警报告。

第一时间实施临床治疗，即启动危机管理预案。学校学生工作管理部门，要第一时间果断启动机管理预案，迅速进入应对危机时间的临战状态。动员最广泛的力量、调动最充分的资源开展危机事件的应对。此时，快速、有效地解决危机事件，就成了维护全校师生尤其是涉事师生的最大最直接利益。争取时间就是提高危机处理效率，争取时间就是为师生赢得争取利益。

第一时间调整人体与环境的关系，即积极主动营造与师生、校外公众之间的信息沟通关系，营造良好舆论氛围。第一时间通过学校自身的网络、广播、电台等媒体，发布真实信息，安抚师生；第一时间借助权威媒体或权威机构发布信息，与公众真诚沟通，解除师生、公众的疑惑，澄清不实信息。因为，在危机爆发初期，危机事件的真相或者还未显露出来，或者公众无法通过自身渠道发现真相，或者危机的急剧变化使其很难被定性，或者其他原因，这使得这个阶段是猜测、"谣言"等的高发期，容易引发多米诺骨牌效应，所以学校第一时间的信息沟通非常必要。争取在第一时间调整好"调整人与环境关系"，对于处理危机具有"四两拨千斤"的功效。

（2）区分疾病轻重：及早确定危机级别并开展行动

中医经典故事中《扁鹊见蔡桓公》，记载了扁鹊针对蔡桓公病症的不同发展阶段，给出不同的治疗方案。"君有病在肌肤"，"君有病在腠理"，"君有病在骨髓"，扁鹊对于"身体健康危机"的不同阶段给出不同的诊疗意见，这对于高校学生工作危机应对处置很有指导意义。

中医的这种思路与社会危机应对的成熟做法有异曲同工之妙，其思路可以相互借鉴。例如，"9·11事件"以后，美国国土安全部建立了一套五级国家威胁预警系统，用绿、蓝、黄、橙、红五色代表从低到高的五种警戒级别，以实现从常态向紧急状态的转换，而美国教育部根据上述"警戒级别"的要求，制定了学校采取相应行动的指南，如表3-3所示：

表3-3　美国教育部对学校危机应对事件的分级情况

警戒级别	建议学校采取的行动
红色	通过电台、电视台接受地方或联邦政府的指示；启动危机应对计划；限制学校远离危险的来源；取消校外活动或野外旅行；为有需要的师生员工提供心理健康服务。
橙色	派员全天候监控学校出入口；评估熟悉安全防范措施；修正家长对安全防范措施的看法；修正媒体对安全防范措施的看法；告诫学生关于可能遇到的恐怖攻击；学校和地区应急反应队伍处于待命状态。
黄色	检查学校建筑及周边的可疑人员；与政府安全人员共同评估危险发展程度；与学校教职员工演习危机反应计划；测试可供选择的通信方式
蓝色	演习和完善安全防范措施；演习紧急通信方案；清点、测试、维修通信器材；清点、补充应急物资；引导针对危机的培训和训练
绿色	评估、修正危机应急计划以及操作程序；与危机管理负责人商讨学校及周边地区的危机管理计划；与危机反应队伍演习他们的职责和义务；提供教职员工心肺复苏（CPR）和紧急救助方面的训练；100%查验来访者的身份证件

　　参照这种思路，国内高校的应急处理预案大都将学生工作紧急或突发事件进行分级处理，例如，广州中医药大学的《本、专科学生突发事件应急预案》的第四章工作原则中规定：实行分级处置，"学校本、专科学生突发事件发生后应遵循分级负责的原则，实行二级学院责任制。处置过程实行四级处置，处置过程中原则上主要以一级处置（学院处置）为主。当事件未能处理时才升级为二级处置（相关职能部门处置）、仍未能处理的升级为三级处置（学校本、专科学生突发事件应急处置领导小组处置），仍未能处理的升级为四级处置（学校突发事件应急处理领导）。"该校还列出了分级处理的流程图（详见图3-4）。

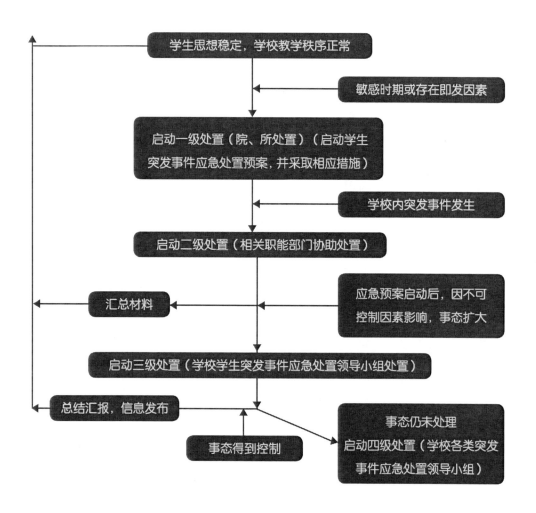

图 3-4　广州中医药大学本、专科生突发事件分级处理流程

　　中医把同一个病症的治疗过程，分为不同的阶段，它带给我们的启示之一就是，针对学生工作危机事件的不同阶段，要有区别地开展工作，大致如下：第一，危机早期的紧急施救与控制。在保护人员生命安全为第一目标的前提下，采取最迅捷的途径和最有效的急救措施，控制危机的发展和蔓延；采取隔绝措施，孤立危机，封

闭现场。第二，危机发展中期的控制与处置。一方面，评估危机的性质和类型、危机影响的范围，掌握事件发生的全貌，估计事件可能造成的后果，提供可供选择的应对方案。另一方面，通盘考虑与判定轻重缓急及相应对策，并在不同方案中权衡利弊进行优选确认，并迅速地投入实施。危机后期启动调查程序。第三，在危机得到控制后，危机处理人员要立即展开对危机范围、原因和后果全面调查，这是平息危机，恢复常态的重要前提。

（3）医患沟通到位：与外界保持准确的危机沟通

中医"治未病"欲病施治，离不开望闻问切，从现代眼光看，这是医患之间沟通信息，一个健康出现危机的人与医生之间的信息沟通，这个过程是正确辨证施治的前提条件和关键环节。这个环节信息失真，势必带来诊疗方案的偏差和治疗效果的打折。

同样的道理，危机应对更离不开有效的信息沟通。这其中，危机处理主管（领导）机构的信息发布担任着重要而特殊的角色。在社会危机应对中，领导机构如何科学合理地进行危机信息发布成为能否成功处理危机的最为关键的因素之一。他们的信息发布并不是可有可无的，也并不是无章可循的。如果遵从一定的信息发布规则，可以有效地应对危机。社会危机如此，高校学生工作危机处理概莫能外。

从世界范围看，各国政府在危机信息的发布中一个较为普遍和成功的做法，即遵循一个信息发布的梯度规则，也就是说首先由谁来代表政府发布信息、发布什么样的信息，然后是谁，这要有一定的梯度差异，要遵循一定的规则。一般来讲，可以将这个梯度规则表述为由高层人员到基层人员、从官员到专家、从宏观层面到微观层面、从政策层面到技术层面。这可以简要地用下表来说明。从时间上来看，依次是1～4共4个梯度。但是在实践中往往颠倒过来，导致信息发布不合理，给危机处理带来障碍。

表 3-4 危机事件处理中的信息发布梯度

危机事件处理中的信息发布梯度				
项目梯次	社会公共危机处理的信息发布者	高校学生工作危机处理的信息发布者	发表时机	内容要求
1	政府最高层（省长、市长等；分管副省长、副市长等；政府首席发言人等）	学校党政主要负责人（校长、党委书记等；分管校领导等；学校的首席信息官）	危机爆发初期、事态不甚明朗时期	从宏观层面到微观层面、从政策层面到技术层面都需要涉及；以宏观和政策导向为主；信息必须真实；立场必须鲜明且与横向部门或组织保持一致
2	危机涉及的具体部门（安检、环保等业务主管部门负责人或其新闻发言人）	危机涉及的二级单位（学生处、二级院、所、系的负责人等）	危机应对的初期	
3	危机应对现场的总负责人等（事件处理小组组长、调查组长等）	危机处理的总负责人（领导小组长、涉事的二级单位负责人等）	危机应对过程中，危机蔓延时期等	
4	专业技术人员专业技术人员（信息中心、心理辅导站、保卫部门等部门的业务技术人员、辅导员等）	专业技术人员（信息中心、心理辅导站、保卫部门等部门的业务技术人员、辅导员等）	恢复时期、危机结束时期、常规时期等	持续时间较长，作为危机预防和危机教育的一部分

（三）已病防变：建立学生工作危机善后机制

中医"治未病"思想认为：已病防变，防传防变，阻遏疾病发展通道。《素问·玉机真脏论》中提到："五脏相通，移皆有次，五脏有病，则各传其所胜。不治，法三月若六月，若三日若六日，传五脏而当死。"学生工作危机的善后管理，是指危机的紧急情况被控制后，学校及其管理者致力于恢复工作，尽力将学校财产、基础设施、校园秩序和公众心理恢复到正常状态的过程。它的主要意义在于：对危机后校园建设的恢复重建工作提供必要的组织保障；对危机后不稳定的师生心理状态起到缓解和消除的积极作用；为进一步提高学校危机管理能力提供经验。

1. 预防病变：筑牢思想防线，避免次生危机

人体内各脏器相互关联，人与环境相互融合，所以要防止已有病患的演变，防止已有病症影响其他脏器，防治外界侵害加重病情。

在应对已经爆发的高校学生工作危机事件时，要预防危机的蔓延，防止次生危机出现。纵观国内高校危机案例，笔者发现有的危机本可以得到有效控制，但由于相关部分和人员采取措施不当，对于危机蔓延的情况预见不足，应对不及时，导致危机愈演愈烈。我们既要重点防止已病引起旧病复发，又要防止已病引起新的疾病。为了说明问题，笔者在此引用一个典型案例：郑州某经贸管理学院学生打砸抢事件。

第一阶段：2003 年"已病"，但校方此后 3 年并没"防变"。

该校是一所与郑州大学联合办学的民办二级学院，从 90 年代成立开始，在招生宣传和录取通知书上均明确表示在该学院就读后，由郑州大学颁发毕业证书和学位证书，证书的落款公章和郑州大学本部毕业生完全一样，不显示该二级独立学院名称，只在文字内容显示在郑州大学该二级学院某某专业学习。但 2003 年 4 月，教育部发布了《关于规范并加强普通高校以新的机制和模式试办独立学院管理的若干意见》，此类二级学院不能再颁发原来所依托的母体高校的毕业文凭，而是颁发标明民办二级学院的文凭，也就是说从 2003 年 4 月开始，该学院已经不具备再颁发郑州大学毕业文凭的资格。

按照中医治未病的思想，教育部文件一出，意味着外部环境的变化，人体与外部环境原有的和谐、平衡被打破，该学院的"病症"就已经开始出现，但他们没有采取"防变"措施，对学生隐瞒信息，在当年及随后 2 年的招生中，没有采取应变措施，危机意识非常淡漠。

第二阶段：2006 年发生转变，旧病、新病一起爆发。

2006 年 6 月，当年的毕业生得知无法领取郑州大学颁发的毕业证，校方无法兑

现入校时的承诺，部分学生向校方交涉。但校方不与理睬，面对随时可能爆发的群体性事件，校方无动于衷。6 月 15 日学院正式公布了毕业生不再发郑州大学的毕业证的消息，大部分毕业生感到不满，觉得受到校方欺骗；加之，当时学校要额外收取学生的毕业费用，学生觉得收得不合理。可以说是旧病没治疗，新病又出现。这直接引发当晚 11 点学生开始的极端行为。学生们在宿舍集体高呼口号，将开水瓶、灭火器、洗衣机、电话等扔到楼下以示抗议。16 日凌晨学生将宿舍大门砸掉，几千人的队伍涌上学校周边街道，电话亭、汽车、超市等被冲动的同学破坏。此后几天，事件造成恶劣的影响。引发的次生危机不断，例如学校的信誉危机、校园安全危机等等。这个反面案例值得高校学生工作者深思并引以为戒。

2. 探究病根：开展危机问责，避免重蹈覆辙

中医"治未病"理论强调，如果身体已经患病，治疗自然是第一位的。但在治疗之余，应该分析总结，为什么会患病，要对人体健康危机进行"问责"。是个人体质原因发病，还是遇到恶劣外部环境而发病，如此等等。这对于以后防止复发、防止新病出现具有重要意义，这是"治未病"理论中重要的方法论，对于患者，具有积极的指导意义。

同样的，学生工作一旦出现危机事件，我们在处理应对之余，务必要开展科学合理的问责。在问责机制的建立和运行中，要避免轻率之举，重点在问责机制而非个人。就如同肚子痛之后的反思，不能简单埋怨肚子抗病能力太低，更要分析整体免疫力、整体健康情况如何。在高校学生工作中，既然引发危机的因素很多来自校外，在问责时，就不能将主要责任主要归咎于校内的某个个人或某个群体。而应该主要问责于我们高校对来自校外的引发危机因素的过滤和疏导工作或者配套机制。例如，在北方某高校，一名大一男生梦想挣大钱，开宝马，住别墅，误入传销陷阱，按照该校问责制度，从事一线学生工作的院系副书记、辅导员受到严厉的处分，处分给了这些人之后，事情匆匆了结。从中医治未病的思想来看，问责的重点应该放到学校在防范不良思想对学生的侵蚀、塑造学生健康向上的价值追求上。若问责制度仅仅盯着几个做具体工作的个人或团队，那就是典型的头痛医头脚痛医脚，是一叶障目的做法，甚至会给从事具体学生工作的"做得越多，错得越多，责任越大"负面

心理影响，对于防范危机事件是没有益处的。

3. 愈后保健：针对重点事项开展治理和演练

中医提出"熟读王叔和，不如临证多，临证多，更要熟读王叔和"。对于医生而言，要提高疾病诊疗水平，就要多临床、反复临床。对于患者，就要注重保健，针对防病的方式方法等，长期实施有效的预防保健措施。对于高校学生工作者而言，就要带领学生，反复演练，专项治理，以提高危机应对能力。

（1）危机专项治理和演练的作用

美国的校园危机预案制定并获得通过后须定时演练，使每个人都熟悉应急预案，使各类人员熟悉自己在危机中的行动方式和路线，尤其是关键性的事项和易发性的危机事件，例如近年来频发的飓风袭击、校园枪击、校园火灾等。一旦危机发生，则预案自动激活。

通过危机事件演练，可以有效地培养大学生的应急能力。一旦学生工作危机事件爆发，实现的培训和演练，可以帮助师生在第一时间开展自我应对，避免伤害。从危机意识角度来讲，应对危机的模拟演习，能有效培训学生的危机意识，促成他们在危机事件面前成为积极主动的应对者，而非消极被动的受害者和追随者。定期的模拟训练可以提高学生抗击危机的能力。一般我们可以拟定各种可能发生的不同校园危机的模式以及相关的救助方法，使学生了解危机处理程序。这样当每一种不同的危机发生时，学生才会进一步明确该做什么，怎么做。

（2）危机专项治理和演练的设计

设计和进行应急演练时一般要注意以下几点：第一，设计危机类型多样、应急程序和行动方案标准、解决策略具体。第二，由于大部分学生没有处理危机事件的经验，演练前，指挥演练的教师要详细介绍演习的目的、程序和注意事项。第三，应该让包括全校学生、教职员工与社区人士组成的全体人员的广泛积极参与，通过不同人员扮演不同角色，模仿真实的情境，进行演练式操作，这样才能考验危机处理体系的有效性，危机演习也才能更有真实性。第四，演练地点可选在教室、操场、图书馆、食堂等区域，让扮演主角的学生，戴上演练小组能够识别的标志。

危机演习是一个互动的过程，即使只是模拟演习，全体人员也要认真对待。演习结束后，专业教师应当从学生参与过程及行为表现中分析或判断学生在危机前是否处理适宜，再通过讲解帮助学生提高应急能力，学校还应及时收集学生的建议，发现所制订的危机预案中的漏洞，及时进行修正。

（3）危机治理和演练要有重点和特色

正如前文所讲，中医"治未病"思想重视脾胃保健。李东垣在《脾胃论》中指出："脾胃之气既伤，而元气不能充，而诸病所由生也。"认为脾胃乃治未病的根本。要更好治病、更好地防病，防止病患演变和蔓延，调理脾胃是关键。在日常的保健中，要重点关注脾胃。高校学生工作危机事件应对，也应遵循这种思路。

我们要立足国内和本校实际情况，选择治理和演练的重点。笔者通过网络搜索发现，演练有其地域特色，西南经历了汶川大地震，该区域的高校，针对此开展的演练很集中，西南科大、西南交大、西安石油大学、成都理工、四川师大、西南财经。而西南沿海地区则多开展台风、洪水等危机演练。

例如：西南交通大学举行地震避险安全演练，并建立专题网站。他们演练的内容：针对可能出现的地震、火灾等灾害隐患，组织开展预防应对演练。地处成都，汶川地震时受到一定的影响，该区域近年来地壳活动较为频繁，地质灾害多发。开展此种演练非常有必要。演练目的：通过演练，促使广大师生增强防灾避险意识，了解和掌握安全应急常识，掌握正确的逃生方法和自救互救技能，学会在紧急情况下如何快速有序避险、逃生自救，特别是提高灾害来临时的逃生避险能力。演练人员：全校师生员工。演练区域：两个校区的教学区、生活区、办公区。整个演练很有地域特色。

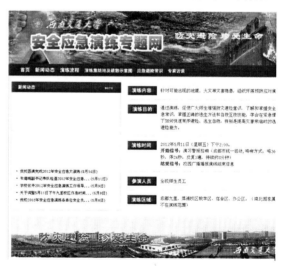

图3-5 西南交通大学应急演练专题网站

二、道法自然：建立符合学生成长规律的日常工作机制

养生预防既是"治未病"的基础性手段，也是"治未病"不可或缺的内容。人体是物质和功能的统一体，只有两者平衡协调才能保持健康状态。传统养生保健无论其实施的具体方法为何，归根结底都是通过对物质和功能的调节来实现预防疾病的目的。

中医学理论认为，维持健康的最高水平在于天人合一，在于"和谐"，人与自然的和谐，人体自身的和谐。"治未病"理论要强调起居有常，顺应四时，人与自然和谐，莫伤莫强。要想达到这种水平，就需要遵循自然的规律、遵循人体新陈代谢的规律。同理，在学生管理要遵循学生的成长成才规律，达到学校的教育、管理、服务三方面与学生的身心发展规律、生命成长的需要相契合、相融合。老子的《道德经》云："人法地，地法天，天法道，道法自然。"以自然为纲，万事万物的运行法则都是遵守自然规律。每一件事物都有着它本身的天性和本质，每个人都有自己独特的思维方式和个性特征。改造一个人的效果是有限度的，我们需要做的不是试图消除这些缺失，而是把他们的优点合理地加以利用，尽量避免他们的缺失，并力图帮助每个人在其独特天性的基础上持续进步，去放大其中有益的部分。"治未病"更强调道法自然、天人合一、顺应四时、人与自然的和谐。同理，在学生管理要遵循学校的发展规章制度、学生的成长成才规律，达到学校的教育、管理、服务三方面与学生的身心发展规律、生命成长的需要相契合、相融合。

（一）先知后行：开展学生成长规律的理论研究

中医认为人生老病死，有其规律。维持健康，离不开对规律的把握和运用。学生工作也要遵循一定之规。思想是行动的先导，学生工作者要开展学生成长规律的研究，为实际工作提供理论基础和智力支持，为工作健康开展提供思想和理论保障。

1. 理论溯源：治未病思想与学生成长规律相关性分析

从中医"治未病"思想认为，预防疾病、治疗疾病、防止病变，这些都要遵循一定的规律，最重要的就是人与环境和谐的规律，正所谓"起居有常，莫伤莫强"，只有人与自然和谐相处，才能保证人体器官的健康运行，精神世界的恬淡顺心，这样才能预防疾病的发生，才能有助于疾病的治疗、健康的恢复，才能有效地防止病

变的发生。

高校学生工作同样要"起居有常，莫伤莫强"，因为它是打造学生健康心理、健康思想的重要阵地。心理、思想是内在、难以量化的，必须通过学生自身的主动接受才能实现内化，最终实现教育效果。这种特殊性决定了，高校学生工作必须遵循学生身心成长规律，违反规律就变成了强制说教和野蛮灌输，不但达不到预期效果，反而会激起学生抵触，加大学生工作难度。

那么，什么是大学生成长成才的规律呢？这是一个复杂而宏观的问题，包含非常丰富的内容。笔者在此仅就其中一个小点展开讨论，即：一般而言，人才成长都遵循"思维能力与获取的知识相适应"规律，并且只有遵循这一规律才能成才。这一规律主要是指：人不可能超越自身的知识和实践水平而认识世界，人的能力水平是建立在知识、实践与思维相结合基础之上的。我们大学教育不是仅教给学生知识，为了传授知识而传授，这本身在逻辑上就是讲不通的，因为如果没有学生自身的思维主动参与进来，获取的知识只能算作是信息的存储，对于提升学生的思维能力和认知水平并无显著促进。

为什么这么说呢？笔者非常赞同部分学者对此的解释：思维能力是反映客观事物本质规律的能力，知识是人们对客观事物认识的总结。通过思维获取知识，才能在获取知识的过程中，充分锻炼和提高思维能力；通过提高思维能力，才能促进获取知识和准确反映事物本质。通过不断获取知识，不断提高思维能力，相互促进、相互适应，当获取了一定量的知识，也就具备了相适应的思维能力（这个思维能力是在获取同等知识条件下，最强的思维能力），就有可能揭示出新的事物的本质规律而做出创造性的工作。而这才应该是大学教育乃至整个教育的目标追求，只有达到这种程度，才能称作人才培养的成功。简而言之，大学生成长成才，不是靠知识堆砌起来的，而是靠在充分的知识积淀基础上的思维和认知能力的提升。这就如同中医治未病，高水平的治未病不是掌握多少治未病的理论知识，而是形成富有中医特色的健康保健生活方式和思维方式（如图 3-6 所示）。

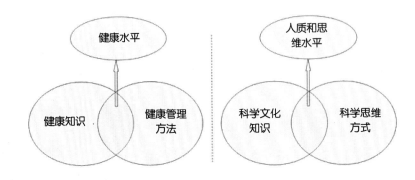

图 3-6　健康水平与认知水平对比图

2. 莫伤莫强：违背学生成长规律的现象时有发生

表 3-5　大学生成长规律图谱（以四年制为例）

阶　段	规律定位	特征表现
一年级	适应探索	独立要求和依赖心理相伴；竞争心理与胆怯心理交替；轻松感与茫然心理相继
二年级	求知聚能	"三观"日渐形成；学习目标和态度差异层次化；爱情心理开始萌动
三年级	艰难选择	紧迫感和焦虑感交集；信心和疑虑并存，关注个人未来发展，趋于成熟
四年级	相对完善	就业观念的冲突和转变

循着这种思路，反观我国大学教育，尤其是学生思想政治教育，在相当多的时候，我们违背了上述规律。我们现在的学生管理和教育，侧重点在于灌输知识，在锻炼学生的思维方面很欠缺。这受限于我国教育长期以来"重知识传授，轻思维能力培养"的大环境。有学者研究认为，在我国传统的教育中，一直把传授知识作为主要的目标，认为知识是一切的基础，掌握知识是最重要的，知识是能力的基础，没有知识就没有能力，掌握了知识自然就会有能力，因此传授知识比培养能力更重要。由于

基于以上思想，我国的教育体系，从小学、中学到大学，都是注重给学生灌输知识，即填鸭式教学方法，老师教的过多过细，代替学生思维，学生主要是死记硬背的学习方法，这违背了学生成长成才的基本规律。由此看来，不少学生步入社会后的表现差强人意，也就在所难免。

例如，在中医院校，中医基础理论、四大经典的条文等可以通过老师传授获得，可以通过死记硬背获得，但是这两种方式都违背思维能力与获取的知识相适应规律。有时候，老师讲授知识，实际上是老师代替学生思维，学生思维能力得到的锻炼不够；学生更多是记忆，而不是思考。长期以来，我们对于运用知识解决问题，借助理论提升思维能力，教育的太少，我们的管理举措中，也不提倡这些。管理侧重与对学生外在言行的管理和引导，侧重于约束学生的日常行为规范，对于内在的思维几乎没有设计。所以造成不少中医学本科学生，学了5年知识和理论，无法用中医思维开展临床工作。

北京中医药大学针对这种缺陷，开展创新实验，也证明了这一点。他们再创新实验班中，注重培训学生的临床思维能力，老师引导学生，用中医特有的思维来理解和掌握中医知识，进而到临床实践中去检验去提高。经过对比实验，该校发现，在知识背诵等方面，中医学实验班与普通五年制学生无显著差异，但是在中医思维和临床能力方面实验班同学明显强于普通班同学。临床带教老师们也反应这些学生在临床思维和实践能力普遍可以达到普通五年制高一年级学生的水平。实验班同学在该举办的基本功大赛中有突出的表现，在个人和团体项目都有斩获，实验班学生发表论文、撰写病例记录、撰写读书心得等方面，也明显优于普通班的学生。

3. 效法自然：要研究学生成长的"自然规律"

大医精诚；大医者，必先了解人生老病死的基本规律，洞悉其中之奥，方能有熟练诊治之行。同样道理，思想是行动的先导，高水平的高校学生工作离不开对自身工作基本规律的认识，用矛盾论的观点看，就是要认识到高校学生工作特有的矛盾和问题。这里的"矛盾"是哲学概念，指的是学生工作运作独有的问题和规律。其中，对大学生成长成才规律的认识是重要内容。遗憾的是，国内此类研究还比较少，理论研究对于实践的指导意义尚待提升。现有的研究主要局限于宏观层面，较少结合学生专业特点、年龄差别、地域差异、性别区分、政治信仰、价值追求等具体的群体性特征开展研究，这就使得理论落地生根难度增加。

以中医院校为例，北京中医药大学的研究发现，中医学本科学生的成长成才有其特有的规律和特点。大学开展的中医学专业教学，一直存在学生传统文化淡薄，在接受中医基础理论时思维转型困难，无法与传统哲学中的生命观、疾病观等接轨，造成学习上的困难。西医学科属于自然科学学科，二级分科明显、体系清楚，对于经过10余年现代基础教育的高中生来说，接受起来十分自然和顺畅。中医相比于西医，是一门更加综合的学科，在其形成和发展过程中由于受到中国传统文化的深刻影响，所以具有明显的自然科学与人文文化双重内涵。而现有的中医专业课程体系中这部分基础课程缺失，这与我国大学生在其中学阶段建立的知识体系相比具有相当大的异质性。由此，以中医人才成长规律为出发点，对中医院校的学生工作、教学工作进行改革就变得非常必要而紧迫。

重庆大学曾做过《重庆大学生成长规律的调查》，重庆在当时有25.5万全日制在校大学生，他们的学习、生活、就业状况如何？从2002年9月到2004年初，由该市教委相关部门牵头，举行了首次"重庆大学生成长规律的调查研究"。调查包括经济状况、对外界的认知、价值观和处世态度、大学生婚恋与性观念、集体观念、对热点问题的看法、学习与学校、兴趣爱好、身心健康、就业观十大方面，调查取得一定的效果。

《当代大学生成长规律研究》一书，从大学生成长实践出发，在分析大学生成长规律基本理论的基础上，从横向、纵向和热点三方面全面考察和探索了大学生成长规律，并提出了若干应对策略和建议。其中，横向探索了大学生思想、学习、心理、交往和网络行为五项基本规律，纵向探索了入学生入一、大二、大三、大四四个阶段规律，聚焦了大学生马克思主义信仰、政治参与、基督教传播、网络自组织、有组织群体、"宅"现象六大热点问题。对于破解新时期大学生面临的现实问题提供了借鉴。

（二）顺应规律：建立符合学生需求的"发展中心型"模式

1. 异曲同工："治未病"理论与发展中心型模式的共通之处

中医"治未病"思想关注的根本点是：得病的人，而非患者的病，是对人身心健康发展的关注。与现代的提法"以人为本"有异曲同工之妙。在现代教育界，大家的共识是，对大学生最大的关注，莫过于基于"生本理念"之下的学生自身发展的关注。由此推断，发展中心型模式，应该成为高校学生工作模式的改革方向。

有学者指出，"发展中心型学生工作模式"是指以学生为主体，以促进学生全面发展为主要内容的学生工作模式，是基于对人本理念在教育领域的理解、贯彻和坚持，是在以生为本教育原则指导下对学生工作新途径和新方法的探索，是基于对学生的主体作用、社会价值和思维方式充分尊重基础上的教育的理性回归。

高校学生工作必须围绕学生自身发展的需要，如同"治未病"工作必须围绕人身心健康发展的需要一样，必须尊重学生生命成长的需要，遵循学生思想品德形成与发展的规律，提供条件，创设氛围，积极引导学生自主发展；注重学生的认知发展特点，在思想政治教育中引导学生于活动中体验、探究、感悟；在合作和分享中丰富、扩展他们的人生经验；激发他们内心对真善美理想的向往和追求，积极主动地以自己为认知对象，以自己的生活、以身边的环境为课堂，去正视人生、体验人生、探索人生；提高学生参与社会生活、进行道德修养、有效识别和调控情绪等方面的能力等。在学生管理和服务中，注重各项工作的心理学基础。

从路径依赖理论来看，每种专业类型的大学生成长成才都需要特有的路径和依赖条件。例如，中医学专业学生，成长期长，入门的理论难度大，培养周期长，如果要体现"发展中心型"的学生管理和服务模式，就要重点帮助，大一到大二主要解决中医独有理论体系不熟悉，与原有知识体系不兼容的困难，人文知识的积淀；大三到大四专业基础课，中医经典掌握，在此基础上，训练中医临床思维。大五，重点强化临床思维训练和临床操作能力培养。学生工作者在此大有可为。北京中医药大学曾对此开展过革新实验。他们以中医人才成长规律为出发点，着力在创新实验班学生中培养深厚中医传统文化，扎实中医基础理论，加强中医临床技能，同时了解西医相关知识原理和进展等，具备自主学习能力的中医临床型人才。其特色体现在"三个结合"，即传统文化素质与专业素质相结合、院校教育与师承教育相结合、理论学习与临床实践相结合。

2. 趋安辟邪：构建发展中心型模式需要克服的几大障碍

第一，克服重管理轻服务的障碍。新中国成立以来，我国的治国思路，经历了从管制到管理，再到服务的艰难转变。以改革开放为节点，之前的计划经济时代，我们对国家、社会，对单位、学校实行的管制，在学校，老师是主体；之后开始实行市场经济，我们逐渐往管理上转变，老师依然是学校的主体；学校相对于学生而言，依然是高高在上的领导者、管理者。20世纪90年代中期以后，我们逐渐往服务上转变，逐渐认识到学校的主体应该是学生，要以人为本，学校要通过老师为学生服务，进而实现学生、老师、学校的共同发展。但这种转变不是一蹴而就的，管制、管理、服务，三者在局部还交织存在，此消彼长。当前，表现得较为突出的就是重管理轻服务，工作理念落后于时代要求。例如，我们不少思想政治教育工作，还停留在传统的说教灌输，与学生的双向交流少，限制了学生主观能动性的发挥。

第二，克服对高校学生工作重要性认识偏差的障碍。在不少高校，不认为学生工作是一项专门性工作，在人员配备、物资支持、政策支撑等方面滞后，严重影响了一线学生工作者的工作积极性，制约了学生工作的有效开展。其实，学生工作非常重要，是促进学生发展，推动学生成长成才的关键领域。

第三，克服学生工作队伍（主要是辅导员）非专业化、非专职化、流动性大的障碍。在不少高校，大部分辅导员没有经历过系统的心理学、教育学等方面的教育或培训，专业背景多种多样，专业化程度很低。同时，按照现有体制，辅导员的职业发展路径不清晰，很多人仅把辅导员岗位当作晋升的踏板、转岗的中转站、权宜之计等，这导致在实际工作中侧重短期效应，工作容易浮漂，难以做到长时间潜心工作。上述因素又导致辅导员队伍流动性大，成为制约学生工作的瓶颈之一。

第四，克服学生工作规范性欠缺的障碍。高校学生工作自身的特点决定了它难以被量化、规范性不高等先天性不足。经过几十年的探索和实践，它必须向规范化进一步迈进，这是大势所趋。纵观当代社会的管理和服务工作，要想获得更好的发展，必须制定自己基本的管理和服务规范，在实践中，这些规范是工作的最低要求或底线，它对推动行业整体水平的提升具有特殊重要的意义。规范化、标准化的过程已经成为行业进步不可逾越的阶段。

3. 治疗原则：构建发展中心型模式的基本思路

（1）以学生为主体，以学生发展为主线

发展中心型学生工作模式，要求高校学生工作者把"以人为本"的理念具体化，实行"以学生为主体"，一切从学生人生发展的需要出发，了解学生内在的真实的需求，摒弃以学校或老师为主体管制、管理思维，注重发掘学生的潜质，发挥学生的主观能动性，切实保障学生作为现代公民的基本权益，促进学生的自我完善和全面发展。例如，在经济困难学生资助上，应注重勤工助学和就业、创业教育和实践相结合，提高贫困生综合素质和就业、创业、创新能力。资助的最终目的就是提高他们的就业、创业能力，帮助他们顺利就业或创业。

同时，要摒弃那种"只见事务不见人"的思想和做法。因为，此前有不少高校提出过以"事务管理为中心"，这忽略了人的主体地位，使人让位于具体的事务，同样不可取。

注重正向激励和思维引导，激发学生潜在的自我教育、自我管理、自我服务的能力，充分调动学生的积极性，发挥其主观能动性的作用，在学生活动中，"一切相信学生，一切依靠学生，从学生中来，到学生中区"。这既有利于树立学生的主体意识，又能促进其综合素质的提高和能力的提升，进而实现其全面发展。辅导员与同学之间要能平等对话，双方是平等交流的主体。在师生的交流中，要引导学生主动思考，根据学生的心理和知识特点，引导他们自己探寻问题的解决办法，分析预测事情的发展趋势和办理结果等。日常沟通中，要力求碰撞出思维的火花，做到心灵之间真诚的沟通。在评优、评先、选拔等工作中，充分相信同学的智慧和能力，组织同学自我管理上述工作，鼓励同学创新工作方式方法。

（2）学生工作精益化、规范化、法制化

精益化是发展中心型学生工作模式的内在要求。学生的发展过程是不可重复的，就如同人的生命不可重复一样，关注学生的发展，就要落实到他们发展每个环节、每个细节，帮助他们把握每一个不可重现的时机，赢得发展机遇、用好发展条件。这就必然要求高校学生工作日益精细化、科学化、精确化。它要求我们借助现代先进的管理和服务技术、手段，不断提高工作能力，减少工作偏差，优化工作流程。

高校学生工作精益化的过程中，要特别注意两点。一是优化工作流程，例如奖助学金评选工作，部分高校的流程过于烦琐，管制色彩浓厚，这就要以服务好学生的成长成才为目标，进行流程再造，让师生从原有流程中解放出来，为学生发展松绑、提速。同时要注意，流程再造涉及观念转变、部门利益重新分配等深层次问题，需要下大决心花大力气。新的流程一定要精确，并公之于众，以制度和文件形式固定下来，切实执行。二是优化职责分工，这属于学生工作的顶层涉及范畴，需要打破原有的条块分割、纵向层级烦琐的壁垒，根据学生发展需要重新进行工作分工，明确新的职责。

规范化、法制化是发展中心型学生工作模式的根本要求。规章制度的目的规范大学生的行为，促进大学生全面而健康的发展。一项制度能否得到普遍认同和遵守，形成良好的秩序，关键在于这项制度是否具有正义、是否符合法律法规。因此，高校学生管理工作的各项制度应当符合法律法规的要求、符合高校自身的特点、符合学生个体发展的需要。

高校学生管理工作要从"面向全体学生，促进学生全面发展"的原则出发，制定、修改、完善与教育法律、法规及国家政策相适应的一系列学生管理工作制度。学生管理工作制度虽然不是法律，但是它应符合法律及国家政策的有关规定，其内容在充分注重和体现高校育人特点和自主办学的同时，还要注意不得与相关法律、法规及政策相抵触，要真正建立起一套集科学性、合法性、合理性于一体的学校学生管理规章制度，尤其是涉及学生切身利益的综合测评评定办法、各种奖励评比办法、针对困难学生的各种补助评比办法等规定，还有违纪等处理程序。同时，这些规章制度必须具有一定的稳定性和权威性。

有学者认为，高校学生工作法制化具体应包括三个方面：第一，高校的学生管理和服务行为应限定在法律秩序以内，通过建立完善的学生管理和服务体系，实现依法、依制度管理，使学生管理和服务从"任性"逐步走向"理性"。第二，注重学生学习积极性、主动性的发挥，使学生的权利得到最广泛的尊重和保障。第三，有效运用管理权力，使国家已经制定的学生法律、法规和学生管理制度得到普遍实现。

（3）推进学生工作组织结构的扁平化

学生工作是一个有机的整体，不宜按照科层制结构进行组织结构设计。现有的结构中，纵向的"辅导员—院系学工办—院系分管书记—学校学生处等职能部门—学校主管领导—校长"。横向的要设计学生处、学工部、组织部、团委、教务处、公寓管理部门、饮食管理部门、保卫处、财务处、武装部、计生办等多个部门。这是典型的科层制的管理，已被现代管理的理论和实践证明存在诸多弊端。

从世界公共管理的理论和实践来看，正在大刀阔斧地改进科层制的弊端，减少管理的纵深，减少管理层次，实现组织和管理的扁平化，以此来提高对公众服务的能力和水平。高校学生工作的改革方向概莫能外。有学者指出，我们应该以树立学生的发展需要，整合学校资源，简化管理层次，按功能分类，组建学生学习综合服务中心、生活综合服务中心、就业指导和服务中心等，将现有的分散的功能和部门整合，建立"一站式"服务平台。各中心或平台直接面对主管校领导、直接服务群众，减少中间环节。这样就有可能推进学生工作组织结构扁平化，为更好地服务于学生的发展提供组织保障。

（4）学生工作规范化、法制化建设

高校学生工作自身的特点决定了它难以被量化、规范性不高等先天性不足。经过几十年的探索和实践，它必须向规范化进一步迈进，这是大势所趋。纵观当代社会的管理和服务工作，要想获得更好的发展，必须制定自己基本的管理和服务规范，并将自己的行为限定在法律规定范围之内。在实践中，这些规范是工作的最低要求或底线，它对推动行业整体水平的提升具有特殊重要的意义。规范化、标准化的过程已经成为行业进步不可逾越的阶段。

所以，要完善高校学生管理和服务工作制度。规章制度的目的是规范大学生的行为，促进大学生全面而健康地发展。一项制度能否得到普遍认同和遵守，形成良好的秩序，关键在于这项制度是否具有正义、是否符合法律法规。因此，高校学生管理工作的各项制度应当符合法律法规的要求、符合高校自身的特点、符合学生个体发展的需要。

高校学生管理工作要从"面向全体学生，促进学生全面发展"的原则出发，制定、修改、完善与教育法律、法规及国家政策相适应的一系列学生管理工作制度。

学生管理工作制度虽然不是法律，但是它应符合法律及国家政策的有关规定，其内容在充分注重和体现高校育人特点和自主办学的同时，还要注意不得与相关法律、法规及政策相抵触，要真正建立起一套集科学性、合法性、合理性于一体的学校学生管理规章制度，尤其是涉及学生切身利益的综合测评评定办法、各种奖励评比办法、针对困难学生的各种补助评比办法等规定，还有违纪等处理程序。同时，这些规章制度必须具有一定的稳定性和权威性。

高校学生工作法制化具体应包括三个方面：第一，高校的学生管理和服务行为应限定在法律秩序以内，通过建立完善的学生管理和服务体系，实现依法、依制度管理，使学生管理和服务从"任性"逐步走向"理性"。第二，注重学生学习积极性、主动性的发挥，使学生的权利得到最广泛的尊重和保障。第三，有效运用管理权力，使国家已经制定的学生法律、法规和学生管理制度得到普遍实现。

（三）健康管理：依托学生工作队伍开展管理和服务

建立一支德才兼备的大学生管理服务队伍是开展大学生管理服务工作的迫切需要，也是"发展中心型"学生工作模式的内在要求。

1. 给辅导员队伍以合理的角色定位

中医五行五藏学说，给心肝脾肺肾等重要脏器以不同的角色定位，五脏对应五行，互相联系，相生相克，这是辨证施治的逻辑前提。在学生工作中，也要对"重要脏器"—工作人员、工作部门等进行角色定位。其中最终要的莫过于对辅导员角色的准确定位。辅导员角色定位和岗位职责设计，关系到学生工作的走向，关系到"发展中心型"学生工作模式能否真正实施。

（1）在部分高校对辅导员的定位存在认识偏差

有的认为辅导员工作可有可无，只是处理日常琐事，属于事务性岗位，谈不上专业化。有的学校则定位为：救火队员，学生有事时辅导员才出面处理，没事时辅导员岗位就无设置的必要。诸如此类的定位都是错误的，在 2006 年中共中央、国务院《关于进一步加强和改进大学生思想政治教育工作的意见》、2005 年教育部《关于加强高等学校班主任、辅导员队伍建设的意见》、2006 年教育部《普通高等学校辅导员队伍建设规定》中都对辅导员的角色定位和职责作了明确的界定：具有教师和管理干部双重身份。

（2）在"发展中心型"视角下，应当将辅导员定位进一步明确为"学生的学业和人生导师"

辅导员的职业追求应该定位成"教育家"。《光明日报》曾刊载文章，认为将辅导员的职业定位分为四个层次：一是职业型，即把担任辅导员当成一种谋生手段；二是学者型，用知识武装自己，有兴趣和能力使之成为任课时间最长课程最多的老师；三是事业型，就是把担任辅导员当成体现自己生命价值的事业，把培养学生成才视为生命价值的体现；四是教育家型，这是辅导员包括所有教师的最高层次。辅导员和所有老师应有这样的要求，就是要有自己的教育思想，能够按照国家教育方针、人才标准培养学生成才，促进学生的全面发展。

（3）在"发展中心型"视角下，应着力建立"实践－研究型"辅导员队伍

推动辅导员从"实践型"向"实践—研究型"发展，促进高校学生工作由经验型、事务型向职业化、专业化转变。辅导员要服务于学生的人生发展需要；高校也服务于辅导员的职业发展需要，为辅导员提供职业生涯规划，鼓励一部分优秀辅导员走职业化道路，如建立专业培训基地，培养职业指导专业化辅导员，主要为学生提供职业生涯规划和就业指导服务；培养心理辅导专业化辅导员，为学生提供心理健康教育与辅导，开展学生群体心理研究等。

2. 给学生干部队伍以宽松的发展空间

从实现学生发展的角度来看，学生干部队伍有着不可替代的作用。美国教育社会学家华理士通过调查证明，成人对大学生的影响仅仅存在于大学新生刚进校第一学期的前六周。国内学者的调查发现，当前中国大学生也处于与成人社会相对隔离的状态，更多地受同学、老师的影响，更多从老师、同学那里获得关于学习态度、学习方法的信息。学生干部来源于学生，了解学生、贴近学生，具有组织和管理广大学生的优势。通过培养和使用学生干部进行教育和管理，能够使学生工作部门减轻压力，提高工作效率。事实也证明，学生工作干部在参与管理和服务中，也给自己更多的锻炼机会和发展空间。

加强学生干部队伍建设，重点是发挥他们的主体意识，充分发挥他们的积极性、

自主性和创造性，使他们在参与学生工作的管理和服务中，带动学生实现自我教育、自我管理和自我服务，带动学生从"他律"转化为"自律"。同时，学生干部是学生中的优秀分子，他们通过学生工作加速了自身发展成长的步伐，是发展中心型模式所倡导的。

3. 健全学生工作队伍培训、研修制度

"发展中心型"工作模式，对各级学生工作者提出了新要求。学生工作者是发展中心型发展模式最重要的倡导者和实施者，他们的重要性不言而喻。新的形势要求建立一支符合发展中心型学生工作模式的工作队伍。笔者认为，该模式的推广，首先要从观念革新出发，可操作性强的举措之一就是开展相关的培训研修制度。各高校可以根据自身情况，开展针对性的、富有特色的培训，例如山东等地的高校将其细分为：第一类，岗前培训。通过举办岗前培训班的方式，使其明确岗位职责，转变思想，树立服务意识，认识到学生发展才是我们工作的重心，掌握学生工作的基本知识和基本方法。第二类，理论培训。采取举办理论学习班、领导专家系列讲座、专题研讨会、党校学习等方式，有计划、有步骤、有重点地进行政治、文化、教育、管理等理论培训，为服务于学生发展提供理论支撑。第三类，业务技能培训。通过举办业务技能培训班、外出调研考察、参加有关培训班等方式，进行必备的业务素质和技能训练。第四类，在职研修。鼓励其参加各种形式的在职进修或研究生学习。

三、精神内守：注重大学生人文精神的塑造

（一）身心俱健："治未病"和学生工作都追求内外身心的"健康"

自古以来，中医学都被认为是"仁术"，医家为"仁义之士"。"术"即"方术"，是能为患者解除疾痛的医疗技术；"仁"即"仁爱"，是对患者的恻隐之心、怜爱之情，是人道主义精神的体现。那么"医乃仁术"是医术与医德的统一，是医学职业精神的写照，它要求医者必须具备医学人文精神，代表了中国文化对医学的基本看法，也是中医学对医学人文精神的高度凝练。中医的理论和实践都要求将诊疗思路、哲学思辨、为人之道、心智调理等紧密结合，其关注的最终归宿是人的全面"健康"，充满着浓郁的人文关怀。好的中医生，必然既善于治疗身体之病，

又长于化解心灵之疾，其自身往往又是生活的智者。

中医一直奉行的原则是以人为本，以健康为目标，达到人际间的和谐以及与自然社会的和谐。中医"治未病"思想中所指的"健康"，不仅仅是肌体的健康，更包括心理等的健康。孙思邈提倡"喜养性者，治未病之病"。这句指出人文情操与健康相互依存的关系。"治未病"思想的实质是对生命的尊爱。

这与现代社会中，世界卫生组织对健康的定义不谋而合。世界卫生组织有关健康的定义是"健康不仅仅是没有疾病和不虚弱，而且是身体上、心理上和社会适应能力上三方面的完美状态"，并认为"21世纪的医学不应该继续以疾病为主要研究领域，应当以人类的健康为医学的主要研究方向。医学的职责应当从治病转换成治人"。所以，在高校学生工作管理和服务中，要体现充分的人文关怀，在思想政治工作中，要尊重学生的人格，培养学生良好的人文素养。一定程度上，学生工作者对学生人文素质的培养，其重要程度胜于专业知识的教育。

（二）以人为本：树立学生工作人文关怀的理念

教育家叶圣陶曾说："教育是农业，不是工业。"农业产品是有生命的，需要从业者关注它们的人文需要。爱因斯坦说过："学校的目的始终应该是：青年人在离开学校时，是作为一个和谐的人，而不是作为一个专家"，"他必须获得对美和道德上的具有鲜明的辨别力，否则，不像一个和谐发展的人。"

人文关怀要求学生工作者首先要转变观念，转变角色，要勇于从管理者向服务者转变，树立为学生服务的思想，把"一切为了学生""为了一切学生""为了学生一切"作为工作的基本出发点，实现服务型的学生工作。进一步加强和改善大学生管理服务工作，核心是以人为本，目标是实现人的全面发展，因此我们要确立"以生为本，促进学生全面成长成才"的管理服务理念。首先，我们要充分认识到大学生管理服务制度是高校人才培养制度中的重要组成部分，在制度设计上应将管理服务工作与育人工作相结合。要建立以学校党委为领导，以学生工作部为负责单位，学校相关部门共同参与的管理服务工作体制，在学校统一规划下发挥各自的作用，相互协作，从而建立包括经济解困、心理辅导、就业指导等方面完整的大学生管理服务体系，实现大学生顺利毕业的基本目标和全面发展的最终目标的统一。其次，要深刻理解大学生管理服务工作是育人工作中的重要一环。资助家庭经济困难学生是方法，帮助大学生顺利就业是手段，心理健康咨询是渠道，而育人才是思想政治教育的真正目的。我们要以"以生为本，促进大学生全面成长成才"的管理服务理念为指导，通过加强人文关怀，将贫困生资助、就业指导、心理援助融入到思想教育、素质提升等育人工作的全过程，最终促进大学生的全面发展和成长成才。

要教育学生转变观念，从过分注重专业教育向注重包含人文素质在内的综合素质转变；要积极接受包括思想道德素质、科学素质、人文素质、心理素质以及身体素质构成的大学生人才综合素质教育。要深刻认识到人文素质教育对其他素质教育的渗透与影响，它是全面提高人才的综合素质的重要途径。

（三）恬淡内收：在思想政治工作中融入更多人文教育

1. 无使其极，注重"人文教育与科学教育的和谐"

中医提倡和谐，健康的最高境界即使人体内部的和谐以及人与自然的和谐。和谐，就是要避免过分，把握度，注意协调等。这给学生工作的启示之一就是：注重"人文教育与科学教育的和谐"，不要过分、片面追求学生科学知识、专业技能的培养，纠正认识和实践上的偏颇。

在学生工作者主导的第二课堂中，要提高人文类教育的比重，尝试将人文类核心课程纳入必修课；弱化学科界限，将人文教育渗透到专业课教育中，让专业课教师也参与进来；在交叉学科上多下功夫；适当调整现有"两课"的课时以及上课形式等。当然这需要学校拿出相当的勇气和智慧。

2. 重视思想政治教育的师资队伍建设，重塑教师的人文精神

高校教师尤其是与学生接触最多的学生工作者，他们是思想政治工作的主要承担者，他们的人文精神和人文素养直接影响着大学生人文精神的养成。因此，如何提高现有教师（主要是辅导员）的专业能力和教学水平已经成为加强人文素质教育的首要问题。学校应当采取倾斜政策，创造与其他学科同等的条件，鼓励中青年教师进修学习，攻读校内外硕士、博士学位，攻读第二学位，使教师具有跨学科、跨专业、文理渗透的知识结构，使其能够全面开设高质量的具有理论指导和实用价值的人文通识类课程。应当积极开展针对教师特别是一线辅导员的人文专业学位教育，

这是提高教师综合素质和教学能力的捷径之一。

（四）动静相宜：加强校园文化建设，营造和谐人文氛围

和谐校园文化建设是高校建设的一个重要组成部分，和谐校园文化对于师生的成长成才，促进学校的发展与建设等，都具有十分重要的意义。重视校园文化建设，营造和谐的人文氛围是加强人文素质教育的一大举措。有学者提出："人文精神"的体验和感受应该成为高校校园人文环境的主体风尚。校园文化建设主要包括物质文化、精神文化、制度文化和行为文化。

1. 物质文化

它是由广大师生共同创造包括教学科研、实验设施、工作生活场所以及校园绿化、美化的环境等物质文化，是校园文化的外层表现。

（1）环境设施

自然环境、建筑布局风格、建筑雕塑、教学设施、科研实验设施、文体设施等，如实验设备、图书馆、学生活动中心、运动场等。在中医药院校里，中医药的实验设施与知识书库显得尤为重要。在校园里大到宏伟壮观的建筑物、别具匠心的人文景观，小到整洁干净的校园小道、精心修剪的花草树木等，都寄托了所有师生的理想与追求，并时刻激励、感染、鼓舞着广大师生员工。

（2）物质文化传播媒介

物质文化传播媒介的分类：语言符号媒介、文字符号媒介、实物媒介、音像媒介。语言符号媒介是最常使用的方法之一，有座谈会议、公开课、文艺晚会、师生谈心、演讲辩论等；文字符号媒介主要包括杂志、报纸、各类文件、简报等；实物媒介是以如校徽、校旗、校服、本校特质的中药品牌等充当载体而达到传递某种信息；音像传播媒介包括学校广播、网络媒体等，21世纪的网络形式如微博、博客、BBS社区等使得校园文化传播的速度更快，方式更直观，学生民主参与程度更为明显提高。

2. 精神文化

它主要是指学校在办学过程中由全校师生以及人员在具体的学习与工作实践中积淀、整合、提炼出来的精神成果和意识观念。它是校园文化的核心与灵魂，影响着校园制度文化、行为文化、物质文化的形成。

（1）校训与大学精神

北京大学的校训是"勤奋、严谨、求实、创新"；清华大学校训是"自强不息，厚德载物"；广州中医药大学校训是"厚德博学，精诚济世"；西南交通大学校训是"精勤求学，敦笃励志，果毅力行，忠恕任事"；第二军医大学校训是"求实创新，严谨献身"。哈佛精神的核心是"追求真理，独立思想和注重人文"，而牛津大学所体现出来的大学精神就是对卓越有绝对的追求，无论是在教学还是科研上，都永远不会安于现状，持续地追求做得更好。斯坦福大学校训是："自由之风永远吹。"含义就是鼓励和保证学校师生能自由无阻地从事教学和相关的研究。广州中医药大学的大学精神是：崇德远志，和衷有容，汲古求新，笃学精业。这些内涵深厚、意味深长的校训与大学精神表达的是各个大学的教育理念与精神追求，其中折射出校园特有的理想、追求和价值观。通过"润物细无声"的方式凝聚人、激励人、感染人、鼓舞人，影响人的行为和观念，促进学生、教师的积极进取，从而达到学校育人育心的目标的实现。

（2）学风班风

学校大力倡导认真学习、勤于学习的良好风气，将学风贯穿到教学全过程。严把教学环节的质量标准、严格课堂考勤、不断改进教学方法，以教师严谨高尚的教风推动学风建设。二级学院按学校要求针对不同年级班级召开不同层次的学生代表座谈会，以班委班干部起带头作用，掌握学生动态，开展学习经验交流会、以此端正学生的学习态度，提升学习的兴趣和主动性，激发学生的学习动力，助推学校人才培养质量不断提升。同时，学校牢牢把握校园广播、电视、宣传橱窗这些传统媒体，高扬主旋律，贴近师生员工，做好学风、教风、校风的正确引导。同时加大思想政治工作进网络的力度，增强思想政治教育工作的针对性和时效性，使舆论阵地成为校园文化建设的有力组成部分，为校园文化建设营造良好的氛围。

① 制度文化：校园制度文化反映了高校的文化准则，它在发挥规范作用时，对学生进行导向、调控和纪律训导。大学里的各种规章制度、组织管理的规范条例以及学生办事流程等。一般学校管理制度以教学管理制度、科研管理制度、招生工作制度、学生管理工作制度等为主。

② 行为文化：它主要包括师生的行为习惯、教学科研活动、课外活动和各类社团活动、组织管理工作及后勤服务等，体现着校园文化的独特风貌。通过科研活动的进行，让医学生从中感受严谨、求真、创新的科学精神，使医学生在思维方式、精神风貌和创新力上得到极大的锻炼和熏陶；学生社团是高校学生为实现成员共同愿望满足自身爱好而自愿组成的学生组织。涵盖学术、实践、体育、艺术等在内的多种形式的社团，既是学生了解社会走向社会的重要形式和载体，又是学校推进素质教育的重要阵地。

校园文化作为一种重要载体在人文教育中发挥着巨大的作用。学校应积极引导学生开拓人文环境，浓厚文化氛围，让学生在丰富多彩的文化艺术活动中受到熏陶，注重人文讲座，有计划地聘请著名科学家、艺术家、社会学家等担任学校的兼职教授，为大学生进行人文科学和自然科学讲座，调动学生学习相应知识的兴趣和积极性。此外通过社会实践，有计划有目的地组织学生深入社会，深入生活，在具体的亲身感知和体验中学习人文精神。

参考文献：

[1] 金香兰. 中医整体观的理论价值和实践意义 [A]. 中医药发展与人类健康——庆祝中国中医研究院成立 50 周年论文集（上册）[C], 2005.

[2] 王万春. 简述中医学整体观念的源流及意义 [J]. 中国现代药物应用, 2009, (16).

[3] 毛建儒. 历史上的系统整体观 [J]. 系统科学学报, 2006, (1).

[4] 段华明. 广东改革开放 30 年的历程与经验 [J]. 探求, 2008, (6).

[5] 黄盛文, 韦庆锋. 改革开放 30 年广西与广东经济发展比较研究 [J]. 广西金融研究, 2008, (11).

[6] 李宗桂. 广东文化发展 30 年的省思 [J]. 广东省社会主义学院学报, 2009, (2).

[7] 冯秀成. 广东社会建设新政 [J]. 决策, 2011, (11).

[8] 邢大伟, 沈广元, 王云翠. 新形势下学生管理工作的思考与实践 [J]. 煤炭高等教育, 2005, (5).

[9] 刘兴育, 刘光明. 改革开放后更应加强对大学生的管理 [J]. 云南高教研究, 1994, (Z1).

[10] 张明健. 社会环境与高校学生思想政治工作 [J]. 辽宁工程技术大学学报（社会科学版）, 2003, (1).

[11] 江泳. 浅论社会环境对大学生德育教育的影响 [J]. 辽宁行政学院学报, 2008, (6).

[12] 黄文艳. 对社会环境消极因素影响高校德育实效性的几点思考 [J]. 河南机电高等专科学校学报, 2007, (4).

[13] 张凌云. 浅论社会环境对大学生心理发展的影响 [J]. 山西财经学院学

报 , 1987, (5).

[14] 陈运超，沈红 . 浅论多校区大学管理 [J]. 清华大学教育研究 , 2001, (2).

[15] 黄丽 . 多校区高校学生管理工作初探 [D]. 武汉：华中科技大学硕士毕业论文 , 2007.

[16] 杰拉德·盖泽尔主编，沈江等译 . 美国多校园大学系统实践与前景 [M]. 北京：教育科学出版社 , 2004.

[17] 国 家 教 育 部 . 2008 教 育 统 计 数 据 [EB/OL]. http：//www.moe.edu.cn/publicfiles/business/htmlfiles/moe/s4633/index.html

[18] 晁华荣 . 大学多校区优化研究 [D]. 上海：复旦大学硕士毕业论文 , 2010.

[19] 叶骏，金水发 . 高等学校学生工作规范与指导 [M]. 上海：同济大学出版社 , 1991.

[20] 赵平 . 美国高校学生工作 [M]. 北京：北京航空航天大学出版社 , 1996.

[21] 冯佳翎 . 多校区大学组织结构和管理模式研究——以湖南多校区大学为例 [D]. 长沙：长沙理工大学硕士毕业论文 , 2010.

[22] 王国均 . 美国多校区大学研究及其启示 [J]. 比较教育研究 , 2002, (2).

[23] 周玲 . 中外多校区办学的案例研究 [J]. 高等教育研究 , 2001, (2).

[24] 冯晓艳 . 多校区大学学生管理工作的实践与思考 [J]. 安徽工业大学学报（社会科学版）. 2009, (3).

[25] 黄志荣，王希才 . 基于多校区办学的高校学生管理问题及其对策分析 [J]. 井冈山医专学报 , 2008, (5).

[26] 宫树华 . 浅谈我国多校区大学学生管理工作的问题及策略 [J]. 中国科教创新导刊 , 2012, (4).

[27] 倪瑛，俞磊 . 多校区条件下高校学生教育管理体系的构建与探索 [J]. 黑龙江高教研究 , 2004, (8).

[28] 李德全 . 新建地方本科院校多校区学生教育管理探析 [J]. 西南民族大学学报（人文社会科学版）, 2007, (5).

[29] 杨建超，魏兆和 . 多校区和谐校园文化建设 [J]. 江苏科技大学学报（社会

科学版), 2008, (4).

[30] 宇业力 . 多校区大学学生工作困境及其对策的探讨 [J]. 前沿 , 2006, (12).

[31] 杨旭 . 校园安全管理的问题及对策研究 [D]. 大连：辽宁师范大学硕士论文 , 2005.

[32] 侯莹莹 . 转型期我国中小学校校园安全管理研究 [D]. 南京：南京师范大学硕士论文 , 2011.

[33] 李海鹏 . 校园安全管理问题研究 [D]. 武汉：华中师范大学硕士论文 , 2011.

[34] 樊丹 . 多中心治理视角下校园安全治理问题研究——以福建南平校园事件为例 [D]. 大连：辽宁大学硕士论文 , 2011.

[35] 全国学校安全教育网 . http：//www. qgxxaqjy. com/new. asp?id=1.

[36] 蔡少铿 . 关于校园安全防控的思考 [J]. 湖湘论坛 . 2005, (3).

[37] 冯巧丹 . 关于进一步加强校园安全的思考 [J]. 求实 . 2005, (S2).

[38] 刘士国，刘彭冰 . 当前我国校园安全立法若干理论问题研究 [J]. 社会科学家 , 2007, (3).

[39] 谭武权 . 浅谈构建校园安全立体管理模式 [J]. 科学咨询（教育·科研）, 2008, (2).

[40] 张啸 . 新型校园安全防控体系的构建思路 [J]. 新西部 , 2008, (4).

[41] 朱翔天 . 从文化的内涵浅析校园安全文化及其建设 [J]. 安全生产与监督 , 2007, (5).

[42] 教育部 . 2011 年全国教育事业发展统计公报 [EB/OL]. http：//www. moe. edu. cn/publicfiles/business/htmlfiles/moe/moe_633/201208/141305. html.

[43] 中国政府网 . 教育部首次发布中小学安全事故总体形势分析报告 [EB/OL]. http：//www. gov. cn/gzdt/2007-03/26/content_561883. htm.

[44] 杨启福 . 多校区校园安全研究：以台州学院为个案 [D]. 华中师范大学硕士论文 , 2008.

[45] 李志更 . 历代中医学家对"三因制宜"学术思想的认识 [J]. 中国中医基础医学杂志，2010, (2).

[46] 教育部思想政治工作司组编．走进美国高校学生事务管理 [D]．中国人民大学出版社，2011．

[47] 王捷．对"90后"大学生思想教育问题的思考 [J] 潍坊教育学院学报，2010，(11)．

[48] 林良盛"90后"大学生特点及其教育引导对策研究 [J]．哈尔滨职业技术学院学报，2009，(5)．

[49] 王震．关于人才培养过程中职业生涯规划的个性化指导 [J]．职教论坛，2011，(10)．

[50] 宋立洪．高等院校毕业生就业工作初探——构建个性化指导与心理辅助的就业机制 [J]．安徽广播电视大学学报，2004，(3)．

[51] 苏冉．浅谈高等院校大学生就业的个性化指导 [J]．长春教育学院学报，2013，(1)．

[52] 洪晓萍．试析高校大学生个性化就业指导 [J]．时代教育（教育教学），2010，(10)．

[53] 史梅，王亭．试论个性化职业指导 [J]．职教论坛，2009，(10)．

[54] 罗晓明．高校职业指导工作的探索与创新 [J]．文教资料，2013，(4)．

[55] 宋立洪．高等院校毕业生就业工作初探——构建个性化指导与心理辅助的就业机制 [J]．安徽广播电视大学学报，2004，(3)．

[56] 曾嘉．大学生职业生涯规划误区与个性化指导体系的构建 [J]．文教资料，2010，(4)．

[57] 张桂英，胡岩．职业个性化指导的实践与应用 [J]，出国与就业（就业版），2011，(1)．

[58] 李强．高校危机管理研究 [D]．南开大学，2010．

[59] 胡再妍．浅析学生工作危机预警系统的建立与完 [J]．陕西教育，2009，(8)．

[60] 刘伟．高校应急管理能力研究 [D]．中国矿业大学，2009．

[61] 何绍彬．高等学校学生工作中的危机和危机管理 [J]．中山大学学报论丛，2006，(11)．

[62][美]罗伯特·希思.危机管理[M].北京：中信出版社 2004,(1).

[63]朱文晓.《黄帝内经》"治未病"理论及其古今认识与运用的研究[D].成都中医药大学,2010,(5).

[64]吕景胜.论政府对重大危机应对预案的制定[J].理论探索,2003,(6).

[65]吕景胜.论政府对重大危机应对预案的制定[J].理论探索,2003,(6)

[66]徐岩陈彪.高校校园危机的应对策略[J].学校党建与思想教育,2010,(11).

[67]左志富.公共危机事件中政府的信息发布梯度——兼评 2005 年松花江水污染事件中政府的信息发布[J].中山大学研究生学刊（社会科学版）,2006,(2).

[68]孙华.美国大学校园危机管理模式及其启示[J].高等工程教育研究,2007,(3).

[69]郭洪,陈淑文.维稳背景下培养大学生应对校园危机能力的对策[J].读写算（教师版），2012,(1).

[70]朱文晓.《黄帝内经》"治未病"理论及其古今认识与运用的研究[D].成都中医药大学,2010,(5).

[71]郭小聪.中西古代政府制度及其近代转型路径约束比较[M].北京：中国社会科学出版社,2005.

[72]童静菊.生本理念下高校学生工作体系研究[D].华中科技大学,2008,(7).

[73]周国平.医学与人文[J].医学与哲学：人文社会医学版,2006,(5).

[74]唐·孙思邈.备急千金要方.[M].辽宁：辽宁科学技术出版社,1985.

[75]施今.论现代大学人文教育与科学教育的和谐统一[D].华东师范大学,2006.